肺动脉高压临床病例集

主 编 李广平 周 虹

天津出版传媒集团

天津科技翻译出版有限公司

图书在版编目（CIP）数据

　　肺动脉高压临床病例集 / 李广平, 周虹主编 .
天津 : 天津科技翻译出版有限公司, 2024. 11. -- ISBN
978-7-5433-4511-9

　　Ⅰ . R544.1

　　中国国家版本馆 CIP 数据核字第 2024D408Y4 号

肺动脉高压临床病例集
FEIDONGMAI GAOYA LINCHUANG BINGLIJI

出　　　版：天津科技翻译出版有限公司
出 版 人：方　艳
地　　　址：天津市南开区白堤路 244 号
邮政编码：300192
电　　　话：(022)87894896
传　　　真：(022)87893237
网　　　址：www.tsttpc.com
印　　　刷：天津海顺印业包装有限公司
发　　　行：全国新华书店
版本记录：787mm×1092mm　16 开本　12.5 印张　235 千字
　　　　　2024 年 11 月第 1 版　2024 年 11 月第 1 次印刷
　　　　　定价：98.00 元

编者名单

主　编　李广平　　周　虹

副主编　张承宗　　刘　彤

编　者（按姓氏汉语拼音排序）

白　洁	毕晓雪	车京津	陈　强	陈　欣
陈铁男	董　华	董　萍	范卓然	富华颖
华绍芳	黄　杉	黄遵花	霍小东	赖雁平
李　晶	李飞雪	李广平	李洪钧	刘　彤
刘辉佳	刘相丽	马长辉	上官文峰	邵　帅
盛红娜	王　悦	王卫定	王艳丽	王雨佳
徐晓娜	徐延敏	杨峰峰	杨惠芬	叶　岚
袁如玉	张承宗	张雪宁	张遵城	赵　阳
周　虹	庄　妍			

前　言

　　肺动脉高压是由多种原因导致的一种进展性疾病状态,该疾病状态既可以是一种独立的疾病,也可以是临床综合征,经常是心血管疾病或其他系统疾病的并发症或合并症。近年来,医生对肺动脉高压愈加重视,发现其实际临床发病率并不低。肺动脉高压通常是临床病情严重程度的标志,随着病情的恶化,患者活动耐力逐渐下降,生活质量下降,最终导致右心衰竭和(或)死亡。由于肺动脉高压临床表现大多缺乏特异性,涉及的相关疾病种类繁杂,且多种疾病常合并存在,导致肺动脉高压具有较为复杂、疑难的特点,误诊、误治非常普遍,而真正掌握其合理诊治能力的临床医生相对较少,常使肺动脉高压的急危重症无法得到及时救治,严重影响患者的预后。因此,现阶段在各级医疗机构普及肺动脉高压临床规范诊疗迫在眉睫!

　　我们在日常进行肺动脉高压规范诊疗普及的工作中发现,单纯宣讲最新指南、理论知识并不能满足临床诊治的实际需求。肺动脉高压疑难病例分享具有独特的提高诊治能力的作用,并且还具有很强的可参考性和可借鉴性。本书通过对肺动脉高压病例的讨论和阐述,使临床医生加深对该疾病的了解,从而帮助他们积累临床经验,增强其临床解决实际问题的能力,以便尽快掌握肺动脉高压专科诊疗技能,进而为广大患者提供均质化的高水平诊疗,惠及更多患者。

　　我们从临床实践积累的病例中精选了23例典型、疑难、危重、罕见的肺动脉高压病例,涉及五大类肺动脉高压,尽量覆盖多种肺动脉高压的临床疾病类型,每个病例提供了详尽的临床资料,包括病史简介、重要实验室检查、影像学资料、诊治经过和病例分析,每个病例都有讨论与小结,阐明医生在诊治过程中的关键点、临床经验及心得体会。本书通过展示临床真实病例的形式,提供了肺动脉高压诊治思路,对于肺动脉高压专科诊治具有较强的示范性,可激发读者的学习兴趣,助其拓宽眼界、提升临床经验。期望本书的出版对广大肺动脉高压专科医生有所启发。

李军

2024 年 3 月

目　录

突发无明显诱因喘憋:经导管碎栓联合溶栓治疗急性肺栓塞

病例介绍

病史简介

患者男,62岁,因"喘憋1天,加重5小时"入院。

现病史:患者1天前无明显诱因出现憋气,无胸痛,无发热、咳痰、咯血,无黑矇及一过性意识丧失,未进行特殊治疗。5小时前患者上述症状加重,就诊于我院急诊,进行相关检查。胸痛三联检查:心肌肌钙蛋白(cTNI)未见异常,B型脑钠肽(BNP)为713.3pg/mL,D-二聚体为2.839mg/L。心电图:窦性心律,$S_1Q_{III}T_{III}$,V1~V5 T波倒置。肺血管造影(CT-PA):肺动脉充盈缺损。予其肝素4000U静脉注射,后经急诊收入院。患者自发病以来精神尚可,睡眠、饮食均佳,二便如常,体重无明显变化。

既往史:双下肢静脉曲张病史18年,未进行系统治疗。否认肝炎、结核等传染病病史,否认高血压、糖尿病、脑血管疾病、消化性溃疡等慢性病病史,否认外伤史、手术史及输血史,否认食物、药物过敏史。预防接种史不详。

个人史:无吸烟及饮酒史。27岁结婚,配偶身体健康。育1子,身体健康。

家族史:否认特殊疾病及家族遗传病病史。

体格检查

体温为36.5℃,脉搏为94次/分,呼吸为21次/分,血压为115/82mmHg(1mmHg≈0.133kPa)。

患者神清语利,皮肤、结膜无明显苍白、黄染、发绀及出血点,未见明显颈静脉怒张。双肺呼吸音清,未闻及干湿啰音。心率为94次/分,心律齐,各瓣膜听诊区未闻及病理性杂音。腹平软,无压痛及反跳痛。双下肢水肿,以左下肢水肿明显。

辅助检查

血常规:白细胞计数为$8.19×10^9$/L,中性粒细胞百分比为74.7%,红细胞计数为3.99×

10^{12}/L,血红蛋白(Hb)为131g/L,血小板计数为99×10^9/L。

肌钙蛋白 I(TnI)为 0.096ng/mL,肌酸激酶(CK)、肌酸激酶同工酶(CK-MB)、乳酸脱氢酶(LDH)无异常,N末端脑利肽前体(NT-proBNP)为2815.5ng/L(↑),D-二聚体为3960.29ng/mL(↑)。

肝功能、肾功能、血糖、电解质均未见异常。

心电图:窦性心律,$S_IQ_{III}T_{III}$,V1~V5 T波倒置(图1-1)。

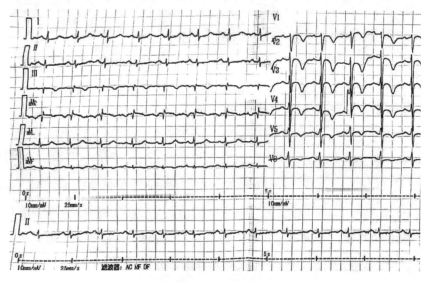

图1-1　患者心电图。

如图1-1所示,该心电图肢体导联:Ⅰ导联S波,Ⅲ导联Q波,T波倒置,胸导联V1~V5 T波倒置。

CTPA:双肺动脉主干、近端及远端可见多发充盈缺损,右心增大(图1-2)。

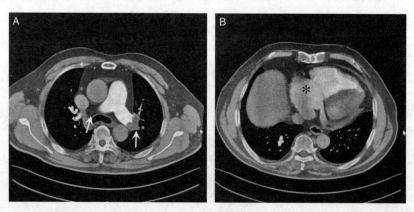

图1-2　患者CTPA检查结果。(A)双肺动脉干、近端及远端可见多发充盈缺损(箭头);(B)右心房明显增大(*);(C)右心室明显增大(#)。(待续)

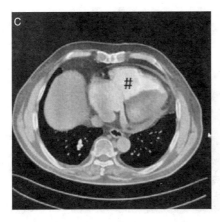

图1-2(续)

诊断:双肺动脉栓塞。

超声心动图:左心房内径为41.1mm,左心室舒张末内径为53mm,左心室射血分数(LVEF)为55%,右心房左右径为49mm,右心房上下径为47mm,右心室舒张末内径为26.1mm,三尖瓣环收缩期位移(TAPSE)为15mm,下腔静脉宽度为23.7mm,吸气塌陷率<50%,估测肺动脉收缩压(PASP)为50mmHg,彩色多普勒血流显像(CDFI)显示三尖瓣口右心房侧可见中重度收缩期反流信号。提示右心增大,右心室收缩功能下降,三尖瓣中重度反流,肺动脉高压,左心房增大,左心室舒张功能下降,心包积液(少量)。

入院诊断

①急性肺栓塞(中高危);②双下肢静脉曲张。

入院后急诊处置

入院后紧急于心导管室进行急诊右心导管及肺动脉碎栓溶栓治疗。

急诊右心导管及肺动脉造影(图1-3)

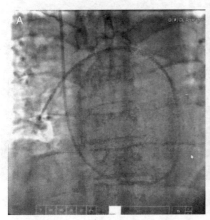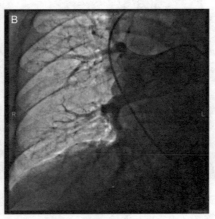

图1-3 急诊右心导管及肺动脉造影。(A)右心导管;(B)肺动脉造影,右肺动脉近端及远端可见大量充盈缺损;(C)肺动脉造影,左肺动脉近端及远端可见大量充盈缺损。(待续)

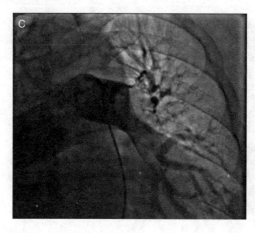

图1-3(续)

（1）急诊右心导管

● 导管入路：肘正中静脉。

● 导管路径：未见异常。

● 血氧分析：肺动脉血氧饱和度为57.2%，股动脉血氧饱和度为92%，心指数为1.72L/（min·m²），肺小动脉阻力为6.21wood units（WU）。

● 压力测定：右心房压为18/12/12mmHg，右心室压为47/9/15mmHg，肺动脉压为56/21/33mmHg，肺小动脉楔压为15/8/11mmHg。

右心导管结论：毛细血管前性肺动脉高压。

（2）急诊肺动脉造影：双肺动脉近端及远端可见大量充盈缺损。

急诊进行肺动脉导管碎栓和溶栓术（图1-4）

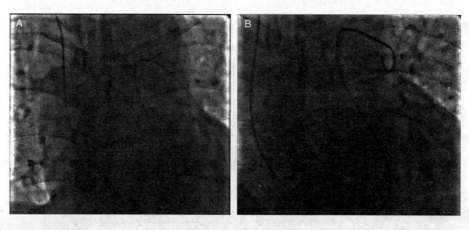

图1-4　急诊导管碎栓和溶栓术。（A）经导管碎栓：导丝及猪尾导管捣碎肺动脉血栓；（B）经导管溶栓：经猪尾导管泵入rt-PA 20mg溶栓。

急诊做下肢静脉超声

● 下肢静脉超声：左侧股总静脉、左侧股浅静脉、双侧腘静脉血栓形成。

紧急请血管外科医生会诊，建议进行下腔静脉滤器植入。血管外科急诊进行下腔静脉滤器植入（图1-5）。

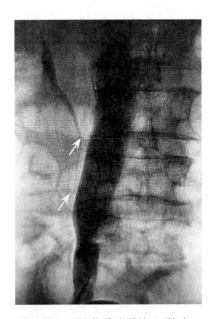

图1-5　下腔静脉滤器植入（箭头）。

住院诊疗

术后患者返回病房，症状明显缓解，继续给予低分子肝素抗凝、对症等治疗。完善免疫全项、肿瘤全项、易栓症、同型半胱氨酸、抗心磷脂抗体等检查，皆未见异常。之后患者病情明显好转出院。

出院诊断

①急性肺栓塞（中高危）；②下肢静脉血栓形成；③双下肢静脉曲张。

出院医嘱

利伐沙班15mg，每日2次，共21天；后改为利伐沙班20mg，每日1次。

转归——3个月后住院复查结果

患者症状明显缓解，未诉明显不适。

辅助检查

血常规：白细胞计数为 $5.64×10^9/L$，中性粒细胞百分比为62.8%，红细胞计数为 $3.67×$

10^{12}/L,血红蛋白为122g/L,血小板计数为153×10^9/L。

NT-proBNP为49.8ng/L,D-二聚体为205.67ng/mL。

肝功能、肾功能、血糖、血脂、电解质均未见异常。

超声心动图:左心房内径为45.7mm,左心室舒张末内径为54.5mm,LVEF为59%,右心房左右径为45.6mm,右心房上下径为54.5mm,右心室舒张末内径为24.7mm,TAPSE为20.5mm。下腔静脉宽度为16.4mm,吸气塌陷率<50%,三尖瓣反流速度为255cm/s,估测PASP为36mmHg。CDFI显示三尖瓣口右心房侧可见少量收缩期反流信号。超声提示左心房、右心增大,左心室舒张功能下降,心包积液(少量)。

CTPA显示双肺动脉下叶部分段肺动脉小充盈缺损,其余双肺动脉干未见充盈缺损,较之前通畅(图1-6)。

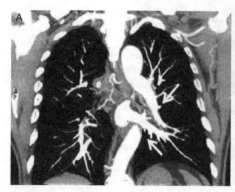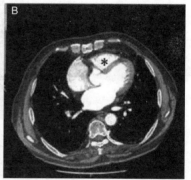

图1-6　3个月后患者复查的CTPA结果。(A)双肺动脉干较之前通畅(箭头);(B)与左心室相比(*),右心室明显缩小。

下肢静脉超声:左侧股浅静脉及双侧腘静脉管腔内可见附壁中等回声,管腔不全闭合。CDFI显示管腔内血流信号部分充盈。余双下肢静脉管腔内未见异常回声,探头压之闭合良好。CDFI显示血流信号充盈良好。超声提示:结合临床,考虑双下肢深静脉血栓后部分再通。

讨论与病例分析

急性肺栓塞是三大致死性心血管疾病之一,肺栓塞很多无明显诱因,发生突然,严重者致死,被封为"猝死之王"。由于临床症状无特异性,过去较容易出现误诊、漏诊。近年来,随着临床医生诊断意识的提高,现代影像学和检验学技术的飞速发展及普及,急性肺栓塞的检出率及诊断率已得到改善，使许多急性肺栓塞患者都得到及时的诊断与治疗。影响急性肺栓塞患者预后的主要瓶颈已从诊断逐渐过渡到治疗。随着全国胸痛中心的陆续建设，急性心肌梗死急诊介入有了很好的治疗效果，也极大地改善了急性心肌梗死的预后。但急性肺栓塞治疗手段目前很有限，高危患者往往还没来得及紧急抢救，患者就突然死亡。在实际临床工作中，急性肺栓塞，尤其是中危及高危肺栓塞亟须更加积极有效的治疗方法。

本例急性肺栓塞患者风险分层为中高危，影像学及检验学检查显示血栓栓塞面积大，血栓负荷重，出现右心功能不全，病情极不稳定，如治疗不及时，急性期便会发生血流动力学恶化，甚至威胁生命。如血栓不能及时清除，血栓长期存在会导致慢性血栓机化，形成慢性血栓栓塞性肺动脉高压，甚至右心衰竭，预后极差。本例患者采用急诊介入方法治疗肺栓塞，采用经导管碎栓联合导管溶栓，先进行右心导管评估肺动脉压力及右心功能，肺动脉造影显示肺动脉内血栓情况，然后选用猪尾导管头端对肺动脉血栓进行捣碎，并将猪尾导管置于肺动脉内血栓部位，经猪尾导管注入溶栓剂溶栓。手术顺利，术后患者自觉症状明显缓解，无相关并发症。

本例患者双下肢静脉（左侧股总静脉、左侧股浅静脉、双侧腘静脉）存在静脉血栓，给予下腔静脉滤器植入。同时为防止出现静脉入路的静脉血栓脱落，选择肘正中静脉路径进行右心导管及肺动脉造影检查，并实施导管碎栓和溶栓术。

小 结

- 急性高危、中危肺栓塞病情凶险，死亡率高，介入治疗的目的是尽快清除肺动脉血栓，恢复右心功能，尽可能挽救患者生命，降低死亡率。

- 经导管碎栓联合导管溶栓的优势：可迅速改善急性肺栓塞患者症状。导管碎栓通过机械挤压疏松血栓，增加血栓与溶栓药物作用部位，提高溶栓效率。导管溶栓直达血栓部位，提高溶栓效率，同时减少溶栓药物剂量，大大降低出血风险。

- 经肘正中静脉路径实施导管碎栓联合导管溶栓，降低了下肢静脉血栓脱落风险，操作更安全。

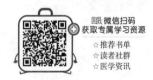

突发意识丧失:重症肺动脉高压危象的诊治

病例介绍

【第1次住院(2021.02.19—2021.03.15)】

病史简介

患者女,32岁,因"间断心悸伴活动后喘憋4年,加重伴胸闷1周"入院。

现病史:患者4年前间断爬楼及剧烈运动后出现心悸,伴喘憋不适,无法耐受剧烈活动,间断出现腹胀,未进行系统诊治。患者2年前于外院进行分娩前检查,显示"心脏未见异常",生产期间顺利。患者产后近半年日常活动时出现心悸气短,于当地进行中医治疗(具体不详),症状未见好转。半年前于当地医院检查心电图显示心动过速,予硝酸异山梨酯、倍他乐克治疗后,症状加重,在家中休息时出现短暂意识丧失2次,每次持续数秒,可自行缓解,无四肢抽搐,遂停用硝酸异山梨酯、倍他乐克,未再进行诊治。患者1周前无明显诱因上述症状加重,稍有活动即出现喘憋,伴有腹胀、胃灼热、食欲下降,1天前发热,体温最高达38℃,伴有咳嗽,咳少量白痰,无畏寒寒战,遂就诊于我院急诊。超声心动图显示右心增大、肺动脉收缩压为82mmHg,对其进行利尿、抗感染等治疗,症状稍有好转。患者为求进一步诊治收入我科。患者自发病以来精神差,睡眠一般,食量明显减少,尿量减少,人便2天未排,体重变化不详。

既往史:既往身体健康,否认高血压、糖尿病、脑梗死、肝炎、结核、青光眼等病史。无食物、药物过敏史。

个人史:否认吸烟、饮酒史,无减肥药及避孕药服用史。无习惯性流产病史。孕1产1,育1女,身体健康。

家族史:否认特殊疾病及家族遗传病史。

体格检查

身高为158cm,体重为45kg,BMI为18.02kg/m²,脉搏为128次/分,血压为86/55mmHg。

患者神志清晰,半卧位,颜面部水肿,无龋齿及皮疹,皮肤无明显苍白及黄染,口唇无发绀,无明显颈静脉怒张。双肺呼吸音粗,未闻及明显干湿啰音。心率为128次/分,心律齐,腹平软,无压痛,肝下缘约肋下3指,脾肋下未触及。双下肢不肿。

辅助检查

血常规:白细胞计数为$9.39×10^9$/L,中性粒细胞百分比为69.9%,血红蛋白为133g/L,血小板计数为$102×10^9$/L。

肌钙蛋白-I(TnI)为0.13ng/mL(↑),D-二聚体为0.7mg/L(↑),NT-ProBNP为14 399.6pg/mL(↑)。

血气分析(桡动脉)(未吸氧,FiO_2 21%):pH值为7.48,二氧化碳分压为20.5mmHg(↓),氧分压为93.3mmHg,血氧饱和度为98.0%,乳酸为2.5mmol/L(↑),标准碱剩余为-8.02(↑),碳酸氢盐为20mmol/L(↓)。

凝血功能:PT为14.7秒,APTT为38.6秒,INR为1.28,FIB为3.82g/L。

电解质:钠为134.3mmol/L(↓),钾为4.1mmol/L,氯为106.1mmol/L,二氧化碳结合力为15.6mmol/L(↓)。

葡萄糖(随机):7.04mmol/L。

肝功能:谷丙转氨酶(ALT)为53.1U/L(↑),谷草转氨酶(AST)为59.6U/L(↑),总胆红素(TBiL)为17.5U/L,间接胆红素(IBiL)为8.7U/L,白蛋白(ALB)为34.5g/L(↓)。

肾功能:肌酐为53.8μmol/L,尿素氮为4.7mmol/L,尿酸为337.6μmol/L。

红细胞沉降率(ESR)为60mm/h(↑)。C反应蛋白为6.14mg/dL(↑)。

免疫学指标:免疫球蛋白、补体、ANA谱、ANCA、抗磷脂抗体谱均无异常。

心电图:窦性心动过速,电轴右偏,I导联呈rS波,V1导联呈qR波,V1~V5导联T波倒置(图2-1)。

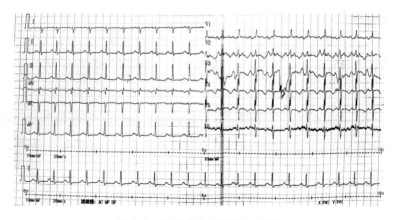

图2-1 患者首次入院的心电图。

超声心动图：见表2-1。

表2-1　患者首次入院时的超声心动图检查参数

测量内容	结果	测量内容	结果
左心房内径(mm)	22.8	肺动脉内径(mm)	36.6
左心室舒张末内径(mm)	30	下腔静脉内径(mm)	20.1
右心房上下径(mm)	58.2	LVEF	75%
右心房左右径(mm)	51.5	三尖瓣环收缩期位移(TAPSE)[1](mm)	6
右心室前壁厚度(mm)	3.1	估测肺动脉收缩压(PASP)[2](mmHg)	82
右心室舒张末内径(mm)	33.7	下腔静脉塌陷率[3]	<50%

[1]，三尖瓣环收缩期位移，用于评估右心室收缩功能，正常值≥17mm，<17mm则说明右心室收缩功能降低。[2]，肺动脉收缩压，正常为15~30mmHg。超声心动图估测肺动脉收缩压时，轻度升高为30~50mmHg，中度升高为50~70mmHg，>70mmHg为重度升高。[3]，随着呼吸运动人体下腔静脉直径变窄和增宽幅度之间的比例即下腔静脉塌陷率。分别测量呼气末及吸气末下腔静脉内径。计算公式：下腔静脉塌陷率=(呼气末内径−吸气末内径)/呼气末内径。下腔静脉塌陷率与下腔静脉内径联合评估患者血容量及右心房压。

超声心动图诊断为右心增大，三尖瓣反流(重度)，右心室收缩功能下降，肺动脉扩张，肺动脉高压，左心室舒张功能下降，心包积液(少量)。

胸部CT平扫显示：双肺纹理增重；心脏增大伴心包积液、左侧少量胸腔积液，考虑心功能不全所致；肺动脉干增宽、纵隔淋巴结轻度肿大、双侧胸壁皮下水肿。

全腹平扫CT显示：肠淤张，肝脏增大，胆囊密度升高，左侧肾上腺增厚，盆腔积液，心脏增大，心包积液。

第1次入院初步诊断

①肺动脉高压，心力衰竭，三尖瓣重度反流，心功能Ⅳ级(WHO)；②电解质紊乱：低钠血症；③肝功能异常；④酸碱平衡紊乱。

第1次住院诊治经过

入院后第2天在护士准备静脉取血时，患者屏气后突发意识丧失，心电监护心率突然减慢，判断患者出现肺动脉高压危象，立即给予胸外按压及紧急抢救治疗，给予患者吸氧(10L/min)，静脉应用毛花苷C强心及去甲肾上腺素升压治疗，待患者的血压、心率恢复后，给予小剂量呋塞米利尿、毛花苷C及左西孟旦强心治疗，并应用静脉注射曲前列尼尔、口服马昔腾坦(10mg，每日1次)降低右心室后负荷。口服药物地高辛强心、呋塞米及螺内酯利尿、氯化钾补钾等。

晕厥是2015年《ESC/ERS肺动脉高压诊断与治疗指南》风险分层评估的指标，见表2-2。该患者反复发生晕厥且病情进展快，结合其他临床参数，风险分层属于高危。

表2-2 2015年《ESC/ERS肺动脉高压诊断与治疗指南》风险分层评估

预后估算1年死亡率的决定因素	低危 (<5%)	中危 (5%~10%)	高危 (>10%)
右心衰竭临床体征	无	无	有
病情进展	无	慢	快
晕厥	无	偶发	反复发生
WHO心功能分级[1]	Ⅰ级,Ⅱ级	Ⅲ级	Ⅳ级
6分钟步行距离(m)	>440	165~440	<165
心肺运动试验			
峰值氧摄取量(PeakVO$_2$) [mL/(min·kg)]	>15	11~15	<11
VE/VCO$_2$斜率	<36	36~44.9	≥45
血浆脑利钠肽水平			
血浆BNP(ng/L)	<50	50~300	>300
NT-proBNP(ng/L)	<300	300~1400	>1400
影像学(超声心动图、CMR成像)			
右心房面积(cm²)	<18	18~26	>26
心包积液	无	无或少量	有
血流动力学			
右心房压(mmHg)	<8	8~14	>14
心指数(CI)[L/(min·m²)]	≥2.5	2.0~2.4	<2.0
混合静脉血氧饱和度(SvO$_2$)	>65%	60%~65%	<60%
患者风险级别	定义		
低危	至少三类参数处于低风险,无高风险参数		
中危	未满足低危和高危条件		
高危	至少两类参数处于高风险,其中包括CI或SvO$_2$		

[1], Ⅰ级,患者体力活动不受限,日常体力活动不会导致呼吸困难、乏力、胸痛或接近晕厥；Ⅱ级,患者体力活动轻度受限,休息时无不适,但日常活动会出现呼吸困难、乏力、胸痛或接近晕厥；Ⅲ级,患者体力活动明显受限,休息时无不适,但低于日常活动会出现呼吸困难、乏力、胸痛或接近晕厥；Ⅳ级,患者不能进行任何体力活动。存在右心衰竭征象,休息时可出现呼吸困难和(或)乏力,任何体力活动均可加重症状。

　　根据风险分层评估结果,本例患者属于肺动脉高压高危患者产生危象,应尽早给予包含前列环素类似物(曲前列尼尔)在内的三联靶向药物联合治疗。给予患者曲前列尼尔用量：1.25ng/(kg·min)起始静脉泵入,每日增加剂量为2.5ng/(kg·min),至20ng/(kg·min)后,约8天后逐渐转为皮下泵入20ng/(kg·min)。联合马昔腾坦10mg,每日1次。住院期间给予西地那非20mg,服用1次后患者主诉心前区不适,后未再应用。建议更换他达拉非口服,患者拒绝服用。

　　给予曲前列尼尔、马昔腾坦,以及强心、利尿、补钾等治疗后,患者病情得到控制,症状逐渐缓解。动态观察超声心动图变化。

　　患者首次入院第8天时的超声心动图：见表2-3。

表2-3 患者首次入院后第8天时的超声心动图检查参数

测量内容	结果	测量内容	结果
左心房内径(mm)	24.9	肺动脉内径(mm)	34
左心室舒张末内径(mm)	34.1	下腔静脉内径(mm)	-
右心房上下径(mm)	53.8	LVEF	71%
右心房左右径(mm)	48.9	TAPSE(mm)	11.6
右心室前壁厚度(mm)	-	PASP(mmHg)	71
右心室舒张末内径(mm)	25.1	下腔静脉塌陷率	-

患者首次入院后第21天时的超声心动图:见表2-4。

表2-4 患者首次入院后第21天时的超声心动图检查参数

测量内容	结果	测量内容	结果
左心房内径(mm)	25.1	肺动脉内径(mm)	27.4
左心室舒张末内径(mm)	32.7	下腔静脉内径(mm)	16.5
右心房上下径(mm)	44	LVEF	63%
右心房左右径(mm)	35.3	TAPSE(mm)	16.5
右心室前壁厚度(mm)	4.4	PASP(mmHg)	71
右心室舒张末内径(mm)	34.1	下腔静脉塌陷率	>50%

患者病情明显缓解后,进一步完善肺动脉高压相关检查。

胸部CT平扫及肺动脉CT成像(入院第22天):双肺纹理增重;心脏增大伴心包积液,考虑心功能不全所致;纵隔淋巴结轻度肿大;双侧胸壁皮下水肿。肺动脉干显示增宽,最宽径约为3.7cm。双肺动脉主干可见造影剂充盈,管壁显示光滑,未见充盈缺损影。右上、中、下及左上、下肺动脉可见造影剂充盈,管腔未见狭窄及梗阻性改变。

印象:①肺动脉高压;②双肺纹理增重;③心脏增大伴心包积液,考虑心功能不全所致;④纵隔淋巴结轻度肿大;⑤双侧胸壁皮下水肿。建议随诊复查。

建议患者进行右心导管检查,患者拒绝。

6分钟步行距离:10m(出院当天)。

基因检测:待回报。

患者经过治疗好转出院。

第1次住院出院诊断

①肺动脉高压,特发性肺动脉高压可能性大,心力衰竭,心脏扩大,三尖瓣重度反流,心功能Ⅲ级(WHO);②电解质紊乱:低钠血症;③肝功能异常;④酸碱平衡紊乱。

第1次住院出院带药和医嘱

呋塞米片20mg口服，每日1次；螺内酯片20mg口服，每日1次；地高辛0.125mg口服，每日1次；氯化钾缓释片1g口服，每日3次；马昔腾坦10mg口服，每日1次；曲前列尼尔20ng/(kg·min)皮下泵入。建议出院后曲前列尼尔继续加量至22.5ng/(kg·min)皮下泵入；加用他达拉非20mg口服，每日1次。

【第2次住院复查(2021.05.08—2021.05.10)】

病史简介

患者第1次出院后坚持呋塞米片20mg口服，每日1次；螺内酯片20mg口服，每日1次；地高辛0.125mg口服，每日1次；氯化钾缓释片1g口服，每日3次；马昔腾坦10mg口服，每日1次；曲前列尼尔22.5ng/(kg·min)皮下泵入，并加用他达拉非治疗。第2次住院时患者已口服他达拉非10mg(每日1次)有1个多月。

患者第2次住院复查时，症状已明显缓解，可胜任日常活动。

辅助检查

血常规：白细胞计数为3.08×10⁹/L(↓)，中性粒细胞百分比为61.2%，红细胞计数为2.96×10¹²/L(↓)，血红蛋白为90g/L(↓)，血小板计数为103×10⁹/L(↓)。

肌钙蛋白-I为0.011ng/mL，NT-ProBNP为833.5pg/mL(↑)，D-二聚体为238.74ng/mL。

电解质、葡萄糖、肝功能、肾功能均未见异常。

基因检测：阴性。

6分钟步行距离：245m。

超声心动图：见表2-5。

表2-5 患者第2次住院时的超声心动图检查参数

测量内容	结果	测量内容	结果
左心房内径(mm)	31.5	肺动脉内径(mm)	26.3
左心室舒张末内径(mm)	34	下腔静脉内径(mm)	21.5
右心房上下径(mm)	52	LVEF	64%
右心房左右径(mm)	48	TAPSE(mm)	19.3
右心室前壁厚度(mm)	3.4	PASP(mmHg)	85
右心室舒张末内径(mm)	33.4	下腔静脉塌陷率	<50%

第2次住院诊治经过

建议患者进行右心导管检查，患者拒绝。依据第2次NT-ProBNP、6分钟步行距离、超声心动图等检查结果,按照肺动脉高压风险分层标准,患者仍处于中高危,给予治疗方案调整:嘱患者他达拉非加量至20mg口服,每日1次,并继续联合曲前列尼尔22.5ng/(kg·min)皮下泵入、马昔腾坦(10mg口服,每日1次)等三联靶向药物治疗。

第2次住院出院诊断

①特发性肺动脉高压,心力衰竭,心脏扩大,三尖瓣中度反流,心功能Ⅲ级(WHO);②贫血。

第2次住院出院带药和医嘱

呋塞米片20mg口服,每日1次;螺内酯片20mg口服,每日1次;地高辛0.125mg口服,每日1次;氯化钾缓释片1g口服,每日3次;马昔腾坦10mg口服,每日1次;曲前列尼尔22.5ng/(kg·min)皮下泵入;他达拉非20mg口服,每日1次;琥珀酸亚铁0.1g口服,每日2次。

【第3次住院复查(2021.06.23—2021.06.25)】

病史简介

患者症状明显缓解,未诉不适,活动耐量明显提升。

辅助检查

血常规:白细胞计数为$4.17×10^9$/L,中性粒细胞百分比为55.4%,红细胞计数为$3.41×10^{12}$/L,血红蛋白为102g/L(↓),血小板计数为$131×10^9$/L。

NT-ProBNP为294.1pg/mL,D-二聚体为586.56ng/mL,肌钙蛋白-I为0.017ng/mL。

电解质、葡萄糖、肝功能、肾功能均未见异常。

6分钟步行距离:388m。

超声心动图:见表2-6。

表2-6　患者第3次住院时的超声心动图检查参数

测量内容	结果	测量内容	结果
左心房内径(mm)	30.2	肺动脉内径(mm)	31.2
左心室舒张末内径(mm)	38.6	下腔静脉内径(mm)	13.2
右心房上下径(mm)	49.2	LVEF	61%
右心房左右径(mm)	40.7	TAPSE(mm)	21.4
右心室前壁厚度(mm)	3.3	PASP(mmHg)	53
右心室舒张末内径(mm)	25.8	下腔静脉塌陷率	>50%

患者此次住院同意进行右心导管检查,结果如下。

● 导管路径:未见异常。

- 血氧分析：腔静脉血氧饱和度为 72.75%（上腔为 67.3%，下腔为 78.2%），右心房血氧饱和度为 69.77%，右心室血氧饱和度为 71.1%，肺动脉血氧饱和度为 70.75%，股动脉血氧饱和度为 99%。
- 压力测定：右心房压为 11/5/8mmHg，右心室压为 74/−3/12mmHg，肺动脉压为 79/38/49mmHg，肺小动脉楔压为 15/12/13mmHg。
- 肺循环血流量：4.59L/min。
- 右心指数：3.31L/(min·m²)。
- 肺小动脉阻力：7.84WU。

右心导管检查结论：毛细血管前性肺动脉高压。

第3次住院诊治经过

依据第3次住院 NT-ProBNP、6分钟步行距离、超声心动图及右心导管检查结果，患者肺动脉高压风险分层仍处于中危，建议继续进行曲前列尼尔、马昔腾坦及他达拉非三联治疗，但患者因经济原因要求停用皮下泵入曲前列尼尔，改为口服司莱帕格治疗。

嘱患者皮下泵入曲前列尼尔的同时重叠口服司莱帕格 0.2mg，每日 2次，之后曲前列尼尔逐渐减少剂量[每日减少 2.5ng/(kg·min)]至完全停用。司莱帕格逐渐加量至最大耐受剂量，患者第3次住院期间司莱帕格已加量至 0.4mg，每日 2次。

第3次住院出院诊断

①特发性肺动脉高压，心力衰竭，心脏扩大，三尖瓣中度反流、心功能Ⅲ级（WHO）；②贫血（轻度）。

第3次住院出院医嘱

马昔腾坦 10mg 口服，每日 1次；他达拉非 20mg 口服，每日 1次；司莱帕格 0.4mg 口服，每日 2次；呋塞米片 20mg 口服，每日 1次；螺内酯片 20mg 口服，每日 1次；地高辛 0.125mg 口服，每日 1次；氯化钾缓释片 1g 口服，每日 3次；琥珀酸亚铁 0.1g 口服，每日 2次。

该患者前3次住院主要临床参数总结见图 2-2 和图 2-3，表 2-7。

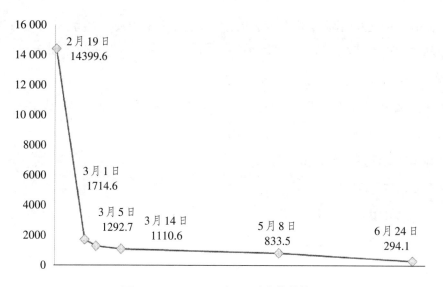

图2-2 NT-proBNP(pg/mL)变化趋势。

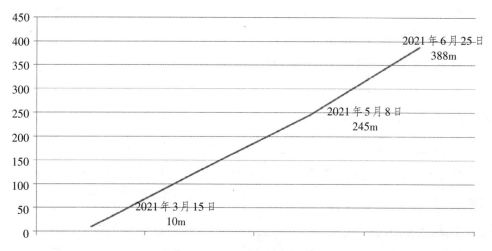

图2-3 6分钟步行距离变化趋势。

表2-7 患者前3次住院时的超声心动图参数变化

检查内容	2021.02.19	2021.02.26	2021.03.11	2021.05.08	2021.06.23
左心房内径(mm)	22.8	24.9	25.1	31.5	30.2
左心室舒张末内径(mm)	30	34.1	32.7	34	38.6
右心室舒张末内径(mm)	33.7	25.1	34.1	33.4	25.8
右心室前壁厚度(mm)	3.1	–	4.4	3.4	3.3
TAPSE(mm)	6	11.6	16.5	19.3	21.4
PASP(mmHg)	82	71	71	85	53
右心房上下径(mm)	58.2	53.8	44	52	49.2

（待续）

表2-7(续)

检查内容	2021.02.19	2021.02.26	2021.03.11	2021.05.08	2021.06.23
右心房左右径(mm)	51.5	48.9	35.3	48.1	40.7
LVEF	75%	71%	63%	64%	61%
肺动脉内径(mm)	36.6	34	27.4	26.3	31.2
下腔静脉内径(mm)	20.1	–	16.5	21.5	13.2
下腔静脉塌陷率	<50%	–	>50%	<50%	>50%

【第4次住院(2022.05.29—2022.06.17)】

病史简介

主诉:间断心悸伴活动后喘憋6年,加重伴腹胀1周。

现病史:患者自上次出院后规律服用地高辛、呋塞米、螺内酯、马昔腾坦、他达拉非、司莱帕格等药物,无明显不适,能进行日常体力活动。患者自认为疾病"已治愈",患者2个月前自行停用地高辛、呋塞米、螺内酯、马昔腾坦,间断服用他达拉非及司莱帕格,偶有腹胀和胸闷发作。患者1周前自行停用司莱帕格后,腹胀明显加重,出现干咳症状,稍有活动即出现喘憋、心悸,体力活动耐量明显下降,患者为进一步诊治入院。患者自发病以来,精神差,睡眠一般,食量明显减少,尿量减少,体重变化不明显。

体格检查

患者神志清晰,半卧位,无发热,血压为103/63mmHg,呼吸为41次/分,颜面部水肿,无龋齿及皮疹,皮肤无明显苍白及黄染,口唇无发绀,无明显颈静脉怒张。双肺呼吸音粗,未闻及明显干湿啰音。心率为131次/分,心律齐。腹平软,无压痛,肝下缘约肋下3指,脾肋下未触及。双下肢轻度凹陷性水肿。

辅助检查

血常规:白细胞计数为$9.0×10^9$/L,中性粒细胞百分比为72%,血红蛋白为137g/L,血小板计数为$103×10^9$/L(↓)。

NT-ProBNP为14 907.1pg/mL(↑),D-二聚体为3.78mg/L(↑),肌钙蛋白-I为0.17ng/mL(↑)。

凝血功能:PT为17秒,PTT为43.8秒,INR为1.51,Fbg为2.46g/L。

电解质:钠为137mmol/L,钾为4.0mmol/L,氯为104.9mmol/L,二氧化碳结合力为15.7mmol/L(↓)。

葡萄糖(随机):5.86mmol/L。

肝功能:ALT为31U/L,AST为59.8U/L(↑),TBiL为33U/L(↑),IBiL为26.3U/L(↑),

ALB 为 42.6g/L。

肾功能：肌酐为 64.3μmol/L，尿素氮为 3.9mmol/L，尿酸为 461.6μmol/L。

第 4 次住院诊治经过

考虑患者右心功能急性失代偿，入院后进行紧急抢救治疗，给予吸氧（10L/min）、强心（毛花苷 C、左西孟旦、地高辛）、利尿（呋塞米、螺内酯）及肺动脉高压靶向药物降低右心室后负荷治疗。

建议静脉应用曲前列尼尔，患者因经济原因拒绝，要求口服司莱帕格。患者同时口服马昔腾坦（10mg，每日 1 次）、他达拉非（20mg，每日 1 次）及司莱帕格（0.8mg，每日 2 次）三联靶向药物治疗，但病情无明显缓解，心率无明显下降。入院后第 3 天复查超声心动图（2022.05.31，表 2-8），患者左心室明显缩小，再次建议患者静脉应用曲前列尼尔，患者因为经济原因仍然拒绝。

表 2-8　患者第 4 次住院时的超声心动图：患者左心室明显缩小

测量内容	结果	测量内容	结果
左心房内径（mm）	23.1	右心室舒张末内径（mm）	29
左心室舒张末内径（mm）	21	LVEF	57%
右心房上下径（mm）	50.3	TAPSE（mm）	10
右心房左右径（mm）	52		

入院后第 4 天患者发热，心率进一步加快。患者在侧卧位时进行肌内注射退热药时突发意识丧失，心率降至 60 次/分。立即进行胸外按压，予静脉应用去甲肾上腺素及曲前列尼尔治疗，患者意识恢复，生命体征逐渐平稳。停用司莱帕格，将静脉曲前列尼尔快速滴定到 20ng/（kg·min），并继续联合应用地高辛、呋塞米、螺内酯、氯化钾、马昔腾坦、他达拉非等治疗，患者症状明显缓解。

入院后第 16 天患者可下床室内活动。NT-ProBNP 为 293.7pg/mL（↑）。超声心动图显示：左心室舒张末内径为 33.9mm，右心室舒张末内径为 34mm。

第 4 次住院出院诊断

特发性肺动脉高压，心力衰竭，心脏扩大，三尖瓣中度反流，心功能 Ⅲ 级（WHO）。

第 4 次住院出院医嘱

马昔腾坦 10mg 口服，每日 1 次；他达拉非 20mg 口服，每日 1 次；曲前列尼尔 20ng/（kg·min）皮下泵入，嘱院外继续加量至最大耐受剂量；呋塞米片 20mg 口服，每日 1 次；螺内酯片 20mg 口服，每日 1 次；地高辛 0.125mg 口服，每日 1 次；氯化钾缓释片 1g 口服，每日

3次。

第4次出院后半个月门诊随访(2022.07.02)

曲前列尼尔已加量至25ng/(kg·min)。患者无不适,症状明显缓解。复查NT-ProBNP为293.7pg/mL。

第4次出院后9个月门诊随访(2023.03.16)

病史简介

患者第4次出院应用曲前列尼尔3个月后,再次因为经济原因停用,改为口服司莱帕格0.8mg,每日2次,并坚持服用马昔腾坦、他达拉非、地高辛、呋塞米、螺内酯、氯化钾等药物,无特殊不适,能进行日常活动,可爬三层楼,心功能Ⅱ级(WHO)。

辅助检查

血常规:白细胞计数为4.92×10⁹/L,中性粒细胞百分比为46.30%,血红蛋白为114g/L(↓),血小板计数为162×10⁹/L。NT-ProBNP为310.7pg/mL(↑)。

电解质:钠为138.1mmol/L,钾为4.4mmol/L,氯为103.4mmol/L,二氧化碳结合力为26.8mmol/L。

葡萄糖(空腹):4.51mmol/L。

肝功能:ALT为11.5U/L,AST为20.5U/L,TBiL为5.6U/L,IBiL为5.1U/L,ALB为45.9g/L。

肾功能:肌酐为53.9μmol/L,尿素氮为4.2mmol/L,尿酸为245.3μmol/L。

超声心动图:患者各心腔大小正常,肺动脉压及右心室收缩功能正常,见表2-9。

表2-9 患者第4次出院9个月时的门诊超声心动图检查参数

测量内容	结果	测量内容	结果
左心房内径(mm)	31.7	肺动脉内径(mm)	28.5
左心室舒张末内径(mm)	43.8	下腔静脉内径(mm)	11.9
右心房上下径(mm)	45.4	LVEF	60%
右心房左右径(mm)	34	TAPSE(mm)	21.3
右心室前壁厚度(mm)	3.5	PASP(mmHg)	26
右心室舒张末内径(mm)	19	下腔静脉塌陷率	>50%

--------- 讨论与病例分析 ---------

重症肺动脉高压危象是指在肺动脉高压等疾病基础上,多种因素诱发肺血管阻力或肺动脉压力在很短时间内急剧升高,超过主动脉压力,进而出现严重的低心排血量、

低血压、低氧血症、酸中毒等危重情况。该病短期内死亡率极高,故临床实践中,强调要及早识别肺动脉高压病情突然加重的临床征象,如反复晕厥、不能平卧、心率快、血压低、脉压小、四肢湿冷、休克或猝死。尤其针对高危人群,如心功能处于Ⅲ或Ⅳ级(WHO)、年轻患者、NT-proBNP明显升高、超声心动图提示右心室明显扩大且左心室明显缩小等,要及时治疗。避免并且积极治疗各种可能引起肺动脉高压病情加重的诱因,如感染、心律失常、贫血、不恰当的治疗(如输液过多,过度利尿,体循环血管扩张剂硝酸盐、硝普钠、肾素-血管紧张素抑制剂、β-受体阻滞剂、伊伐布雷定等)、突然停用肺动脉高压相关治疗药物、精神和心理刺激、剧烈运动或过度疲劳、用力大便、突然体位改变等。

本例首次住院前在家中就曾发生数次意识丧失,后于我院4次住院期间发生了2次意识丧失。第1次意识丧失发生在首次入院初,患者入院时存在窦性心动过速,心率持续加快,NT-ProBNP明显升高(达14 399.6pg/mL),超声心动图显示左心室明显缩小,预示患者为肺动脉高压高危状态,随时可出现肺动脉高压危象。患者首次住院第1天在屏气后即突发意识丧失。因屏气可增加胸腔内压力,显著减少静脉的回心血量。胸腔内压力增加使肺血管阻力增大,使左心只接受很少的肺静脉来的血液,左心前负荷减少,左心排血量减少,血压降低,刺激压力感受器,反应性心动过速,进一步降低左心前负荷,使心排血量减少,从而出现患者意识丧失、肺动脉高压危象。患者第1次意识丧失发生在肺动脉高压危象后,无法再对患者进行影像学及右心导管等明确肺动脉高压病因的检查,需要立即进行抢救。立即静脉给予去甲肾上腺素升压、左西孟旦强心,以及静脉曲前列尼尔治疗,同时联合口服马昔腾坦、地高辛、呋塞米、螺内酯、氯化钾等治疗,患者得以转危为安。后患者又加用口服他达拉非治疗,病情平稳后,患者2次再住院复查,先后完成了影像学、右心导管、基因检测等一系列肺动脉高压的病因筛查,考虑患者为特发性肺动脉高压。曲前列尼尔在应用3个月后,患者因经济原因逐渐减停,更换为口服司莱帕格治疗。患者坚持规律服用地高辛(0.125mg,每日1次)、呋塞米(20mg,每日1次)、螺内酯(20mg,每日1次)、马昔腾坦(10mg,每日1次)、他达拉非(20mg,每日1次)、司莱帕格(0.8mg,每日2次)等药物,无明显不适,能进行日常体力活动。患者规律治疗1年后,自认为疾病“已治愈”,先自行停用地高辛、呋塞米、螺内酯、马昔腾坦,间断服用他达拉非及司莱帕格,偶有腹胀和胸闷发作。后自行停用司莱帕格后,腹胀明显加重,出现干咳症状,稍有活动即喘憋、心悸,体力活动耐量明显下降而导致患者第4次紧急住院。第4次住院时,由于患者停用了肺动脉高压的相关治疗药物，NT-ProBNP再次明显升高（达14 907.1pg/mL），心电图为窦性心动过速，考虑患者会再次发生肺动脉高压危象，再次建议患者静脉应用曲前列尼尔，但患者认为联合口服马昔腾坦、他达拉非及司莱帕格（0.8mg，每日2次，已达患者的最大耐受剂量）三联靶向药物治疗能控制病情，坚持拒绝应用曲前列尼尔治疗。治疗3天后，病情无缓解，且超声心动图显示左心室明显缩小。第4天患者发热，侧卧位注射退热药时再次发生意识丧失。已知发热及变换体位都可使患者心率加快，降低左心前负荷，使心排血量骤减，从而出现肺动脉高压危象。立即胸外按压，并给予患者静脉去甲肾上腺素升压及曲前列尼尔降低肺动脉压治疗，患者病情再次缓解。患者第4次住院的诊治经过提示，肺动脉高压患者经治疗后即使达到低危状态，亦不能停药。对于肺动脉高压高危患者，尤其是可能发生肺动脉高压危象的高危人群，即使应用足剂量的口服三联肺动脉高压靶向药物，亦不能控制病情，仍然在屏气、变换体位、发热等情况下出现肺动脉高压危象。肺动脉高压高危患者的救治需包含静脉应用曲前列尼尔在内的三联靶向药物，才能成功挽救患者。

小　结

重度肺动脉高压预后差，救治难度极大，常在心率加快、回心血量骤然减少等诱发因素下出现，死亡率极高。应及早识别诱因及高危人群，积极防治诱因，避免使患者心率加快、回心血量减少。尽早给予降低肺动脉阻力、右心室后负荷药物对重度肺动脉高压患者十分重要，特别是要起始时即给予包括经静脉用前列环素类药物如曲前列尼尔注射液在内的三联靶向药物，单纯口服药物效果不佳。肺动脉高压是进展性疾病，起始三联靶向药物治疗能明显改善预后，肺动脉高压患者经规范治疗后即使达到低危状态，亦不能停药。

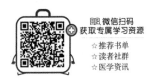

产后肺动脉高压危象的救治

---------------- 病例介绍 ----------------

第1次住院病史简介

患者女,34岁,因"孕36周+4天,臀位、阴道流液伴有腹坠2小时"急诊入院。

现病史:患者孕36周+4天,2小时前"无诱因阴道流液伴有下腹坠"就诊于社区医院,考虑"未足月胎膜早破"转往上级医院就诊,遂就诊于我院。患者自发病以来,食欲欠佳,二便如常,为进一步诊治,经急诊收入我院产科病房。

既往史:健康,否认肝炎、结核等传染病病史,否认高血压、糖尿病等慢性病病史,否认外伤史及输血史,否认食物、药物过敏史,预防接种史不详,无吸烟及饮酒史。

个人史及婚育史:患者适龄结婚,配偶身体健康。平素月经规律,自然受孕,孕3产1,7年前足月顺产分娩一男婴,体重3000g,过程顺利。2年前早孕期胎停进行清宫术一次。患者身高为158cm,本次孕前体重为50kg,基础BMI为20kg/m²。患者本次孕期产检共11次。患者孕11周于社区医院建册进行体格检查:体重为53kg,血压为102/63mmHg,全身进行体格检查未见异常。专科检查:宫颈Ⅲ度糜烂。化验显示Hb为113g/L(↓),ALB为37.8g/L(↓),其余指标未见异常,未进行心电图检查。社区医院规律产检至孕28周(共6次),血压波动为90~95/60~68mmHg,Hb为107~110g/L,口服铁剂;孕28周ALB为35.2g/L,体重为58.5kg(增重8.5kg)。孕29~36周于社区医院产检5次,血压波动为90~113/65~70mmHg,体重为60kg,水肿情况未记载。孕31周、33周血常规显示轻度贫血,尿常规无异常。患者孕期增重10kg,2周前开始出现下肢水肿,且下肢水肿逐渐加重,休息后不能完全缓解。因患者妊娠间隔>5年、贫血及臀位,社区医院产检后将患者定为妊娠黄色高危。

家族史:否认特殊疾病及家族遗传病病史。

第1次住院体格检查

体温为36.5℃,脉搏为93次/分,呼吸为20次/分,血压为103/87mmHg,体重为60kg。

患者神清语利,无明显苍白、黄染、发绀及出血点,未见明显颈静脉怒张。双肺呼吸音清,未闻及干湿啰音。心率为93次/分,心律齐,各瓣膜听诊区未闻及病理性杂音。腹平软,无压痛及反跳痛。双下肢水肿(2+)。

产科情况:宫高为28cm,腹围为91cm,胎位(LSA)全臀,胎儿心率(FHR)为145次/分,胎心监护(NST)反应型,宫缩为10~20秒/10~20分钟,强度(+/−),胎膜破,羊水清。

妇科检查:宫颈消失85%,子宫质中、居后,宫口未开,先露臀,S−3,骨盆测量无异常。

第1次住院辅助检查

急诊辅助检查

血常规:白细胞计数为6.33×10⁹/L,中性粒细胞百分比为69.6%,红细胞计数为4.11×10¹²/L,血红蛋白为127g/L,血小板计数为201×10⁹/L。

尿常规:未见异常。

凝血常规:纤维蛋白原为4.26g/L(↑),余未见异常。

D-二聚体为0.36mg/L,NT-proBNP为2470.9ng/L(↑),Tn-I <0.03ng/mL,CK、CK-MB、LDH未见异常。

肾功能、电解质:未见异常。

肝功能:ALB为25.3g/L(↓),ALT为47.1U/L(↑),AST为93.7U/L(↑),余未见异常。

四维彩超:双顶径(BPD)为9.0cm,头围(HC)为32.4cm,腹围(AC)为32.7cm,羊水量(AFV)为7.15cm,臀位,脐绕颈1~2周。

心电图:窦性心律,显著电轴右偏,V1导联呈Rs波,见图3-1。

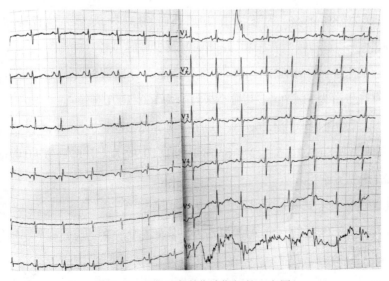

图3-1　患者于产科住院期间的心电图。

心电图可见肢体电轴右偏（Ⅰ、Ⅲ导联），右心室高电压（V1~V2导联）。

第1次住院入院时诊断

①孕3产1，孕36周+4天，先兆临产；②LSA（全臀）；③胎膜早破；④脐带绕颈1~2周。

第1次住院诊疗

入院后进行急诊剖宫产手术

患者临产，臀位，脐带绕颈1~2周，拒绝阴道试产；于急诊入院后3.5小时进行腰硬联合麻醉剖宫产，羊水清，骶右横位（RST）分娩男活婴，脐带绕颈2周伴真结，Apgar评分为10分，早产儿体重为2200g，小于胎龄儿（SGA），转至新生儿科，胎盘胎膜送病理。手术顺利，血压、血氧平稳，术后给予克林霉素预防感染，安返病房。

产后当日

患者术后无不适，脱氧下SPO$_2$为92%~93%，低流量鼻导管吸氧SPO$_2$为95%~98%。

空腹血糖为4.5~6.1mmol/L，C反应蛋白（CRP）为0.781mg/dL，降钙素原（PCT）为0.33ng/mL。

甲状腺功能：促甲状腺激素（TSH）为4.39μIU/mL（↑），游离三碘甲状腺原氨酸（FT$_3$）为3.06pmol/L（↓），余未见异常。

给予液体限速、预防感染、补白蛋白、利尿等治疗。产后当日尿量为1600mL，下肢水肿好转。

产后1天

患者发冷、口渴，轻微咳少许白痰，体温为37~37.6℃，血压为112/83mmHg，脉搏为120次/分，SPO$_2$为78%~80%。神志清晰，口唇苍白，脉细数，肢体末端青紫、湿冷。听诊心音有力，心律齐。双肺呼吸音稍粗，左肺底闻及少许湿啰音。

血常规：白细胞计数为9.21×10^9/L，中性粒细胞百分比为80.4%，红细胞计数为3.76×10^{12}/L（↓），血红蛋白为114g/L（↓），血小板计数为160×10^9/L。

凝血常规：纤维蛋白原为4.26g/L（↑），余未见异常。

D-二聚体为0.93mg/L（↑），NT-proBNP为1810.9ng/L（↑），Tn-I <0.03ng/mL，CK、CK-MB、LDH未见异常。

肾功能、电解质：未见明显异常。

肝功能：ALB为25.1g/L（↓），ALT为27.6U/L，AST为55.5U/L（↑），碱性磷酸酶（ALP）为133.99U/L（↑），余未见异常。

给予吸氧、雾化、抗感染、补白蛋白、利尿等治疗。

产后2天

患者咳嗽减轻,翻身活动、坐起均无不适,体温波动(36~37.6℃),持续心电监护,血压为99~120/70~72mmHg,脉搏为96~110次/分,吸氧下SPO$_2$为96%~99%,脱氧下为93%~95%,继续予以雾化、抗感染、补白蛋白、利尿等治疗。

产后3天

患者肢端红润,偶有轻咳,未诉不适,血压为107~120/70~80mmHg,脉搏为107~120次/分,吸氧下SPO$_2$为97%~98%,脱氧下SPO$_2$为93%~94%,一日尿量为3800mL。

复查心电图:显著心动过速,显著心电轴右偏。

血管超声:双上肢、双下肢静脉血流通畅。

腹部超声:胆囊内胆汁淤积,胆囊壁增厚,腹腔有极少量积液。

追问患者病史:近3周偶感右肩疼痛,休息后好转,偶有轻微咳嗽,咳少许白痰,无发热、胸闷、夜间憋醒等不适,能从事日常劳动。

超声心动图:见表3-1。

表3-1 患者产后3天超声心动图检查参数

测量内容	结果	测量内容	结果
左心房内径(mm)	28.6	LVEF	61%
左心室舒张末内径(mm)	25.9	TAPSE（mm）	13.5
左心室后壁厚度(mm)	7.9	右心房面积(cm²)	30.2
室间隔厚度(mm)	8.3	肺动脉内径（mm）	33.3
右心房上下径(mm)	59.2	三尖瓣峰值反流速度(cm/s)	437
右心房左右径(mm)	61.7	PASP(mmHg)	86
右心室前壁厚度(mm)	5.2	下腔静脉内径(mm)	20.1
右心室舒张末内径(mm)	31.4	下腔静脉塌陷率	<50%

超声心动图提示:右心增大,右心室壁增厚,三尖瓣重度反流,肺动脉扩张,肺动脉高压,肺动脉瓣中度反流,左心室舒张功能下降,右心室收缩功能下降,心包积液(少量)。

患者于产后3天外出检查返回病房后出现轻微憋气,咳嗽有痰不易咳出,平卧时上述症状加重。血压为99/70mmHg,脉搏为107次/分,脱氧下SPO$_2$为83%~84%,给予鼻导管吸氧下SPO$_2$为97%~99%。

血气分析(鼻导管吸氧3L/min):pH值为7.51,pCO$_2$为25.1mmHg,pO$_2$为55.2mmHg,SaO$_2$为88.2%,BE为-2.2。急请心脏科会诊,考虑患者为"重度肺动脉高压、右心功能不全、I型呼吸衰竭",提示存在肺动脉高压危象,因病情危重,紧急转往心脏科继续抢救治疗。

产后3天转往心脏科住院诊疗

转入心脏科后给予患者肺动脉高压危象抢救治疗：吸氧；地高辛及左西孟旦强心；呋塞米及螺内酯利尿；他达拉非20mg，每日1次；马昔腾坦10mg，每日1次；静脉注射曲前列尼尔降低右心后负荷；氯化钾补钾；头孢地嗪抗感染；那屈肝素抗凝等。

病情相对稳定后，建议患者积极完善右心导管、肺功能、核素肺灌注、基因检测等检查，患者拒绝。患者同意完善胸部CT平扫及肺动脉CTA检查（图3-2）。

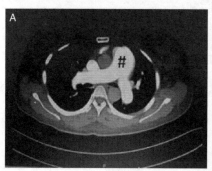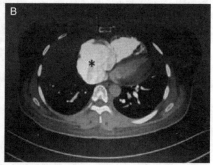

图3-2　患者于心内科住院时的肺动脉CTA。(A)患者肺动脉明显增宽（与主动脉相比明显增宽）(#)；(B)右心显著增大(*)。

胸部CT平扫所见：双侧胸廓对称，气管居中，双肺纹理增重。胸膜无增厚，气管及左、右主支气管通畅。双侧肺门结构正常。纵隔内未见明显肿大的淋巴结，心脏增大，心包可见液体，肺动脉干增宽。胸部CT平扫提示肺动脉干增宽，考虑肺动脉高压。双肺纹理增重；心脏增大，心包积液（图3-3）。

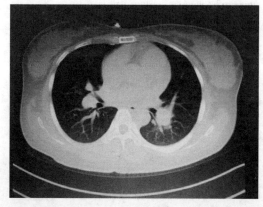

图3-3　胸部CT平扫提示肺动脉干增宽，考虑肺动脉高压。双肺纹理增重；心脏增大，心包积液。

肺动脉CTA提示：肺动脉干增宽约3.7cm，考虑肺动脉高压；肺动脉未见狭窄、闭塞及充盈缺损,右心增大,右心室壁增厚。

治疗肺动脉高压危象的同时积极进行肺动脉高压的病因筛查。患者无相关药物、毒物病史,无家族史,建议患者进行基因检测,患者拒绝。追问病史:患者既往间断于寒冷时肢体末端青紫,保暖后可自行恢复,否认关节疼痛、皮疹、口腔溃疡、脱发、眼干等症状。完善免疫全项:抗核抗体ANA 1:1000(−),抗SSA(+),抗U1RNP/Sm(+),抗Ro-52(+);血沉为82mm/h(↑),提示患者有结缔组织病的可能。HIV(−)。既往无肝脏疾病病史。无从小体力差等病史。超声心动图及肺动脉CTA未见先天性心脏病依据。无血吸虫可疑接触史。患者右心功能差,不支持对钙通道阻滞剂长期有效。肺动脉CTA及平扫未见明显肺静脉受累征象。无慢性肺部疾病相关病史,肺CT未见明显气道疾病依据,建议完善肺功能检查,患者拒绝。无慢性心血管疾病病史,超声心动图未见明确左心疾病依据,建议完善右心导管检查,患者拒绝。无栓塞病史,肺动脉CTA未见显著肺血管狭窄、闭塞及充盈缺损,建议完善核素肺灌注检查,患者拒绝。结合现有病史、临床表现及辅助检查,患者肺动脉高压病因初步考虑为结缔组织病,请风湿免疫科会诊,不除外混合性结缔组织病,建议产科情况稳定后复查免疫全项,必要时加用激素与免疫抑制剂。

经积极抢救治疗后,患者病情逐渐改善,食欲好转,指尖血氧饱和度逐渐升高,至产后9天未吸氧下指尖血氧饱和度为95%。

产后12天复查超声心动图:见表3-2。

表3-2　患者产后12天的超声心动图检查参数

测量内容	结果	测量内容	结果
左心房内径(mm)	23.6	LVEF	59%
左心室舒张末内径(mm)	35.7	TAPSE(mm)	12.1
左心室后壁厚度(mm)	6.3	肺动脉内径(mm)	36.9
室间隔厚度(mm)	6.7	三尖瓣峰值反流速度(cm/s)	358
右心房上下径(mm)	50.5	PASP(mmHg)	51
右心房左右径(mm)	47.7	下腔静脉内径(mm)	14.7
右心室前壁厚度(mm)	5.0	下腔静脉塌陷率	>50%
右心室舒张末内径(mm)	32.7		

超声心动图提示:右心增大,右心室壁增厚,肺动脉扩张,左心室舒张功能下降,右心室收缩功能下降,肺动脉高压。

产后16天

患者好转出院。出院情况:无不适主诉,血压为87/59mmHg,心率为83次/分,未吸氧下指尖血氧饱和度为98%,剖宫产伤口愈合佳,下肢不肿,活动自如,超声显示子宫复旧好。

出院当天复查NT-proBNP为269.3ng/L。

出院诊断：①肺动脉高压，右心扩大，右心衰竭，心功能Ⅲ级（WHO）；②结缔组织病（混合性结缔组织病？干燥综合征？）；③肺部感染；④孕3产2，孕36周+4天，已娩；⑤胎膜早破；⑥早产；⑦剖宫产术后；⑧小于胎龄儿。

出院医嘱：马昔腾坦10mg，每日1次；他达拉非20mg，每日1次；皮下泵入曲前列尼尔20ng/（kg·min）；地高辛0.125mg，每日1次；螺内酯20mg，每日1次；呋塞米20mg，每日1次；氯化钾缓释片1g，每日3次。

产后54天心脏科住院复查

患者未诉不适，食欲尚可，二便如常，体力恢复。心功能分级为Ⅱ级（WHO）。

体格检查：呼吸平稳，血压为93/63mmHg，心率为84次/分，轻微贫血貌，双肺呼吸音清，未闻及干湿啰音。心律齐，各瓣膜听诊区未闻及病理性杂音。腹平软，无压痛及反跳痛。双下肢不肿。

血常规：白细胞计数为4.57×10^9/L，中性粒细胞百分比为55.4%，红细胞计数为2.93×10^{12}/L（↓），血红蛋白为87g/L（↓），血小板计数为203×10^9/L。

尿常规、便常规及凝血常规未见异常。

NT-proBNP为434.2ng/L（↑）。D-二聚体<0.1mg/L。Tn-I、CK、CK-MB、肾功能、血糖及电解质：未见异常。

肝功能：ALB为38.4g/L（↓），余未见异常。甲状腺功能：游离甲状腺素（FT_4）为11.4pmol/L（↓），FT_3及TSH正常。

免疫全项：ANA 1∶320（-），抗SSA（+），抗U1RNP/Sm（+），抗Ro-52（+），IgG为2710mg/dL（↑），补体及其余各项正常。

产后54天复查超声心动图：见表3-3。

表3-3　患者产后54天的超声心动图检查参数

测量内容	结果	测量内容	结果
左心房内径（mm）	31.3	LVEF	61%
左心室舒张末内径（mm）	39.5	TAPSE（mm）	16.4
左心室后壁厚度（mm）	6.8	肺动脉内径（mm）	30.2
室间隔厚度（mm）	6.7	三尖瓣峰值反流速度（cm/s）	321
右心房上下径（mm）	52.9	PASP（mmHg）	41
右心房左右径（mm）	43.3	下腔静脉内径（mm）	13.6
右心室前壁厚度（mm）	4.9	下腔静脉塌陷率	>50%
右心室舒张末内径（mm）	29.7		

超声心动图提示:右心增大,右心室肥厚,肺动脉扩张,左心室舒张功能下降,右心室收缩功能下降,肺动脉高压。

6分钟步行距离:410m。

再次建议患者继续进行肺动脉高压的病因筛查,完善基因检测、肺功能、右心导管及肺灌注等检查,患者仍拒绝。

依据复查结果进行肺动脉高压危险评估:患者心功能分级为Ⅱ级(WHO);6分钟步行距离为410m;NT-proBNP为434.2ng/L(↑);超声心动图显示:左心室舒张末内径为39.5mm,右心室舒张末内径为29.7mm,TAPSE为16.4mm,PASP为41mmHg,右心房左右径为43.3mm,下腔静脉内径为13.6mm,下腔静脉塌陷率>50%,患者为中危。建议患者继续应用皮下泵入曲前列尼尔20ng/(kg·min);口服马昔腾坦10mg,每日1次;口服他达拉非20mg,每日1次;以及口服地高辛、呋塞米、螺内酯、氯化钾等治疗肺动脉高压。

患者间断于寒冷时肢体末端青紫,保暖后可自行恢复,无明显口干及眼干。免疫全项:抗SSA(+),抗U1RNP/Sm(+),抗Ro-52(+),IgG为2710mg/dL(↑),考虑患者可能存在结缔组织病、干燥综合征。完善眼科检查,提示眼干燥症,无其他眼科异常。嘱患者暂时加用羟氯喹0.2g,每日2次,并嘱患者尽快进行风湿免疫科专科治疗。

患者贫血,加用多糖铁治疗。

产后3.5个月风湿免疫科专科住院诊治

于风湿免疫科专科诊断为结缔组织病、干燥综合征,治疗给予醋酸泼尼松50mg/d(后续遵医嘱逐渐减量),继续口服羟氯喹0.2g,每日2次。

产后3.5个月右心导管检查结论:毛细血管前性肺动脉高压,见表3-4。

表3-4 患者产后3.5个月右心导管提示毛细血管前性肺动脉高压

测量内容	结果
肺小动脉楔压(PAWP)(mmHg)	9
肺动脉压(PAP)(mmHg)	46/33/38
肺小动脉阻力(PVR)(WU)	7.25
心排血量(CO)(L/min)	3.2
心指数(CI)[L/(min·m²)]	2.01

继续肺动脉高压的治疗:患者因经济原因,自行停用曲前列尼尔,并停用他达拉非,改为西地那非,继续口服马昔腾坦等其余药物。

产后5.5个月心脏科住院复查

血常规：红细胞计数为$4.14×10^{12}/L$，血红蛋白为121g/L，余未见异常。

D-二聚体及凝血常规：未见异常。

尿常规、粪常规：未见异常。

Tn-I、甲状腺功能、肾功能、电解质、血糖及血脂：未见异常。

肝功能：ALB为37.4g/L（↓），余未见异常。

产后5.5个月复查超声心动图：见表3-5。

表3-5 患者产后5.5个月超声心动图检查参数

测量内容	结果	测量内容	结果
左心房内径(mm)	33.9	LVEF	61%
左心室舒张末内径(mm)	45.7	TAPSE(mm)	19.6
左心室后壁厚度(mm)	6.9	肺动脉内径(mm)	27.1
室间隔厚度(mm)	7.1	三尖瓣峰值反流速度(cm/s)	296
右心房上下径(mm)	47.4	PASP(mmHg)	40
右心房左右径(mm)	34.3	下腔静脉内径(mm)	15.8
右心室前壁厚度(mm)	4.8	下腔静脉塌陷率	>50%
右心室舒张末内径(mm)	21.5		

CDFI显示三尖瓣口右心房侧少量收缩期反流信号，肺动脉瓣口右心室侧少量舒张期反流信号。

超声心动图显示右心室肥厚，肺动脉扩张，左心室舒张功能下降，肺动脉高压。

患者未诉不适，活动耐量明显提高，心功能分级为Ⅱ级（WHO）；6分钟步行距离为486m；NT-proBNP为28.9ng/L；超声心动图显示：左心室舒张末内径为45.7mm，右心室舒张末内径为21.5mm，TAPSE为19.6mm，PASP为40mmHg，右心房左右径为34.3mm，下腔静脉内径为15.8mm，下腔静脉塌陷率>50%。依据以上结果，患者肺动脉高压风险分层为低危。

治疗5.5个月后患者NT-proBNP和6分钟步行距离变化

治疗5.5个月后患者NT-proBNP和6分钟步行距离变化，见表3-6。

表3-6 患者NT-proBNP和6分钟步行距离变化

	产前	产后54天	产后5.5个月
NT-proBNP(ng/L)(<300)	2470.9	434.2	25.9
6分钟步行距离(m)	-	410	486

治疗5.5个月后患者超声心动图变化:见表3-7。

表3-7 患者治疗5.5个月后超声心动图检查结果比较

测量内容	产后3天	产后12天	产后54天	产后5.5个月
右心房左右径(mm)	61.7	47.7	43.3	34.3
左心室舒张末内径(mm)	25.9	35.7	39.5	45.7
右心室舒张末内径(mm)	31.4	32.7	29.7	21.5
右心室前壁厚度(mm)	5.2	5.0	4.9	4.8
三尖瓣反流速度(m/s)	4.37	3.58	3.21	2.96
肺动脉收缩压(mmHg)	86	51	41	40
TAPSE(mm)	13.5	12.1	16.4	19.6
下腔静脉宽度(mm)	20.1	14.7	13.6	15.8
下腔静脉塌陷率	<50%	>50%	>50%	>50%

后续肺动脉高压专科门诊随诊

继续肺动脉高压与结缔组织病双重治疗。

肺动脉高压治疗:马昔腾坦10mg,每日1次;西地那非20mg,每日3次;呋塞米20mg,每日1次;螺内酯20mg,每日1次;氯化钾1g,每日3次。

干燥综合征治疗:醋酸泼尼松继续逐渐减量,已达5mg,每日1次;硫酸羟氯喹0.2g,每日2次。

讨论与病例分析

妊娠合并肺动脉高压属于产科急危重症,严重威胁母婴安全,死亡率极高。2016年《中国妊娠合并心脏病的诊治专家共识》指出:轻度肺动脉高压(PASP<50mmHg)为妊娠风险Ⅲ级;中度肺动脉高压(PASP为50~80mmHg)为妊娠风险Ⅳ级;重度肺动脉高压(PASP≥80mmHg)为妊娠风险Ⅴ级。分级越高,妊娠女性死亡率、母婴并发症风险越高。Ⅴ级为妊娠禁忌证。

目前随着专家学者们的广泛宣教,大大减少了肺动脉高压患者主动怀孕的发生率,从而极大地降低了妊娠合并肺动脉高压这种产科急危重症的患病率。临床上目前更为常见的妊娠合并肺动脉高压经常是孕前检查未发现,妊娠之后因肺动脉高压加重才发现,发现前因患者未经及时规范的治疗与管理,病情常极为凶险,这使得早期识别妊娠合并肺动脉高压成为救治成功的关键。但临床实践中,患者与基层医生的诊断意识严重欠缺。其原因是妊娠合并肺动脉高压临床症状主要与右心功能不全相关,其临床表现缺乏特异性,诸如活动后心悸气短、眩晕、恶心、食欲减退、体力下降等表现常被误认为妊娠期间的正常反应，再加上基层医院对肺动脉高压的临床表现、心电图、超声心动图等诊治知识缺乏，使得妊娠合并肺动脉高压早期识别非常困难，常常在围产期出现急危重症。

本例患者因"孕36周+4天，臀位，阴道流液伴腹坠2小时"急诊住院。患者孕前身体健康，无肺动脉高压及结缔组织病史。平素月经规律，自然受孕，孕3产1，7年前足月顺产分娩一男婴，体重3000g，过程顺利。2年前早孕期胎停进行清宫术一次。本次怀孕后无明显不适，规律进行孕检，孕期检查未进行心电图检查，无水肿记载。产前未发现肺动脉高压及结缔组织病。入院后考虑患者存在胎膜早破、临产、臀位、脐带绕颈1~2周，产科急诊进行腰硬联合麻醉剖宫产术，因本例患者为急诊分娩，入院时无法尽早全面地进行产前心脏情况评估，加大了救治难度。

围产期是肺动脉高压发生急性失代偿的关键时期。产后由于子宫收缩，胎盘循环不复存在，使大量血液进入体循环，且妊娠期潴留的组织液回收，使血容量增加，产后72小时内，产妇的循环血量增加15%~25%。血容量于产后2~3周恢复至未孕状态。产妇早期血液仍处于高凝状态，纤维蛋白原、凝血活酶、凝血酶原于产后2~4周降至正常。由于血容量增加及高凝状态，产妇死亡多发生于产后第一个月，且多为产后早期，分娩期和产后第一周是肺动脉高压患者最危险的时期。主要死因是右心衰竭、肺动脉高压危象、肺动脉血栓栓塞、恶性心律失常、心源性休克等。

肺动脉高压危象常在感染、劳累、情绪激动、妊娠等因素的诱发下发生，导致出现严重的低氧血症、低血压、酸中毒等。产科更多见于分娩期和产后的最初72小时，短期内死亡率极高。一旦诊断为肺动脉高压危象，需立即抢救。

本例患者急诊剖宫产手术顺利，术后产科给予心电监护，观察病情变化。于产后1天心电监护发现指尖血氧饱和度下降、心率加快及血压下降，产科及时给予吸氧、抗感染、利尿减轻心脏负荷等治疗措施，并及时完善超声心动图等辅助检查，提示患者重度肺动脉高压及右心功能不全，及时启动多学科会诊，考虑患者发生肺动脉高压危象，遂转入心脏科抢救。

尽早识别产后肺动脉高压危象高危人群及其临床表现是本例救治成功的关键。如发现患者反复晕厥，不能平卧，心率快，血压低，脉压小，四肢湿冷，休克，低氧血症，乳酸升高，NT-proBNP明显升高，超声心动图显示右心室明显扩大、左心室明显缩小、心包积液、右心房大、下腔静脉宽等，都要警惕肺动脉高压危象的发生。产科更多见于分娩期和产后的最初72小时内发生肺动脉高压危象，建议产后要严密监测血流动力学（血压、心率、血氧饱和度等）。

产后肺动脉高压危象在尽早识别并诊断的基础上,治疗上积极防治感染等诱因,给予预防性抗凝,催产素因可导致肺动脉压升高,故要慎重应用。产前及产后应用利尿剂,并尽早给予降低肺动脉阻力、右心室后负荷药物,采用包含静脉前列环素类药物曲前列尼尔在内的3种靶向药物联合治疗。产后不建议母乳喂养。

发现产后肺动脉高压危象时在抢救的同时要积极进行肺动脉高压的病因筛查,必要时进行多学科会诊,及时针对病因进行治疗。本例患者经过筛查,确诊为结缔组织病、干燥综合征后,积极针对肺动脉高压与干燥综合征进行双重治疗,分别使肺动脉高压达到低危状态,干燥综合征得到临床缓解,明显改善了患者的病情及预后。

小　结

产后肺动脉高压危象死亡率极高,预防其发生是重中之重。要继续加大宣教,肺动脉高压患者要严格掌握妊娠指征,避免怀孕。要规范进行孕前检查,提高培训基层医生的心电图、超声心动图等诊断水平,增强肺动脉高压的诊断意识。妊娠期需要产科及肺动脉高压专科医生联合管理。产后严密监测血流动力学,积极做好预防工作,真正减少产后肺动脉高压危象的发生。

一旦发生要做到尽早识别、尽早抢救。因为情况危重,无法即刻完成右心导管检查,根据临床表现、急诊实验室,以及心电图、超声心动图等影像学检查结果,肺动脉高压危象非常明确,需要即刻决定相关心力衰竭的治疗和靶向药物的应用。静脉前列环素类药物曲前列尼尔是产后肺动脉高压危象抢救成功的关键,在抢救的同时,要积极进行肺动脉高压病因筛查,情况好转需要安排右心导管检查,进一步证实诊断和指导下一步处理。必要时进行多学科会诊,及时针对病因治疗,提高患者的远期预后。

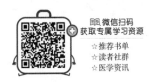

肺动脉高压的寻因之路

-------- 病例介绍 --------

病史简介

患者男,62岁,因"发现房间隔缺损62年,活动后喘息7年余"入院。

现病史:患者幼年时发现房间隔缺损,剧烈活动后出现气短,未进行系统诊治。8年前于外院进行外科房间隔修补术,7年前逐渐出现喘息,活动后尤为明显。于当地医院检查超声心动图显示二尖瓣、三尖瓣反流,肺动脉高压(肺动脉收缩压为45mmHg)。间断服用单硝酸异山梨酯、华法林等药物,症状缓解不明显。后定期复查超声心动图,肺动脉压力逐渐升高。患者喘息逐渐加重,稍有活动即出现明显喘息,为求进一步诊治来我院。患者自发病以来,饮食尚可,睡眠欠佳,二便如常,体重无显著变化。

既往史:高血压病史30年余,最高血压为160/100mmHg,服用氨氯地平、厄贝沙坦、美托洛尔缓释片等控制血压,血压控制良好;强直性脊柱炎病史30年,未进行系统诊治;陈旧脑栓塞病史8年余,无后遗症。

个人史:无烟酒嗜好。

家族史:无特殊记载。

体格检查

体温为36.6℃,脉搏为75次/分,呼吸为18次/分,血压为146/75mmHg。

患者神志清晰,全身皮肤无黄染,颈静脉怒张,口唇无发绀。双肺呼吸音粗,未闻及干湿啰音。心率为86次/分,心律绝对不齐,心音有力,肺动脉瓣及三尖瓣听诊区可闻及2/6级收缩期杂音,肺动脉瓣听诊区第二心音亢进。腹平软,无压痛,肝脾触诊不满意,无叩击痛,肝颈回流征(-),移动性浊音(-)。双下肢轻度水肿。

辅助检查

NT-proBNP为1062.5ng/L(↑)。D-二聚体、cTNI正常。

血常规:白细胞计数为5.41×10⁹/L,中性粒细胞百分比为66.2%,血红蛋白为153g/L,

血小板计数为162×10⁹/L。

血气分析：pH值为7.41，PO_2为77.6mmHg，PCO_2为34.9mmHg，SaO_2为94.4%。

凝血常规：INR为1.95(↑)。

肝功能：TBiL为70.4μmol/L(↑)，IBiL为58.50μmol/L(↑)，谷氨酰转移酶(GGT)为82.5μmol/L(↑)，其余正常。

免疫全项及抗心磷脂抗体：正常。

血沉及CRP：正常。

甲状腺功能：正常。

心电图：见图4-1。

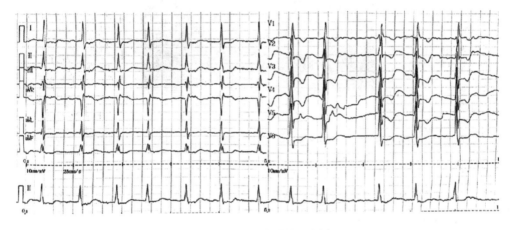

图4-1　患者入院时的心电图。

心房颤动，完全性右束支传导阻滞，肢体导联T波低平，胸导联T波倒置。

超声心动图：见表4-1。

表4-1　患者超声心动图检查参数

测量内容	结果	测量内容	结果
左心房内径(mm)	52.9	LVEF	62%
左心室舒张末内径(mm)	46	TAPSE(mm)	13.8
右心房上下径(mm)	68	三尖瓣峰值反流速度(cm/s)	380
右心房左右径(mm)	79	PASP(mmHg)	68
右心室前壁厚度(mm)	4.3	下腔静脉内径(mm)	25.6
右心室舒张末内径(mm)	41.7	下腔静脉塌陷率	>50%
肺动脉内径(mm)	44.2	右心房面积(cm²)	47.9

超声心动图提示左心室心尖部心肌增厚，颗粒增粗，为16.6mm。

超声心动图结论：右心增大，左心房增大，左心室壁非对称肥厚(心尖肥厚)，左心室舒张功能下降,主动脉瓣及二尖瓣环钙化,右心室收缩功能下降,肺动脉扩张,三尖瓣重度反流,肺动脉高压。房间隔修补术后未见残余分流。

胸部X线:①心影增大,右侧肺门影增重;②不除外双肺炎性病变。见图4-2。

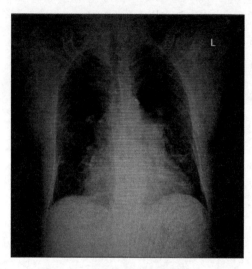

图4-2 患者入院时的胸部X线。

肺功能:气道阻力正常,弥散轻度降低,残气量/肺总量升高;支气管舒张试验阴性。

核素肺灌注:双肺多发血流灌注降低。

腹部超声:淤血性肝大,胆囊多发结石。

下肢静脉超声:未见异常。

睡眠监测:AHI为9.5/h,符合睡眠呼吸暂停低通气综合征(阻塞型,轻度)。

冠状动脉造影:本次住院患者拒绝做冠状动脉造影,其4年前于我院进行冠状动脉造影提示冠状动脉粥样硬化。

6分钟步行距离:155m。

右心导管

● 导管路径:导管未达异常路径。

● 血氧分析:上腔静脉血氧饱和度为86.1%,下腔静脉血氧饱和度为84%,右心房上血氧饱和度为85%,右心房中血氧饱和度为81.7%,右心房下血氧饱和度为82%,右心室中血氧饱和度为81%,右心室流出道血氧饱和度为79.9%,肺动脉血氧饱和度为80.9%,股动脉血氧饱和度为94.1%。

● 压力测定:右心房压为12/12/12mmHg,右心室压为72/-6/14mmHg,肺动脉压为62/20/36mmHg,肺小动脉楔压为23/14/16mmHg。

● 肺循环血流量为6.45L/min,右心指数为3.32L/(min·m²),全肺阻力为5.58WU,肺小动脉阻力为3.10WU。

右心导管检查结论:毛细血管后性肺动脉高压,上腔静脉水平左向右分流。

胸部CT(图4-3)

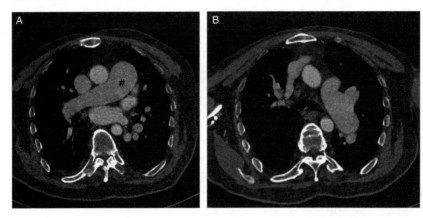

图4-3　胸部CT。(A)肺动脉主干增宽(#);(B)右上肺静脉与上腔静脉相通(*)。

● 胸部平扫:双侧胸廓对称,前后径增大,气管居中。双肺透过度增强。双肺纹理增重、紊乱,双肺下叶可见斑片状及条索状高密度影。右侧胸膜略增厚,气管及左、右主支气管通畅。双侧肺门结构正常。纵隔内未见明显肿大的淋巴结,心脏增大,主动脉管壁及冠状动脉走行区可见钙化影。所示层面肝实质密度降低,低于同层面脾脏。

● 肺动脉CTA:双肺动脉主干可见造影剂充盈,管壁显示光滑,未见充盈缺损影,肺动脉主干宽约为4.3cm,肺动脉左支宽径约为3.4cm,左下支宽度约为3.1cm,右下支宽约为2.2cm。右上、中、下肺动脉及左上、下肺动脉管壁内可见造影剂充盈,管腔未见狭窄及梗阻性改变。右上肺静脉与上腔静脉相通。双肺下叶肺内静脉迂曲,管径略增宽。右心房明显增大,右心耳内充盈尚可。

结论:①肺动脉主干增宽;②右上肺静脉异位引流;③双肺炎性病变,部分为慢性;④心脏增大,主动脉及冠状动脉硬化;⑤右侧胸膜略增厚;⑥脂肪肝。

治疗、转归及出院诊断

给予患者降压、强心、控制心室率及抗凝治疗,好转出院。

出院诊断

①先天性心脏病:房间隔缺损修补术后、部分型肺静脉异位引流、左心房扩大、右心扩大、心律失常、心房颤动(永久性)、完全性右束支传导阻滞、肺动脉高压、心功能Ⅲ级(WHO);②心尖肥厚型心肌病;③高血压2级(很高危);④阻塞性睡眠呼吸暂停低通气

综合征(轻度);⑤强直性脊柱炎;⑥陈旧性脑梗死。

出院医嘱

利伐沙班片20mg,每日1次;地高辛片0.125mg,隔日1次;美托洛尔缓释片47.5mg,每日1次;沙库巴曲缬沙坦钠片50mg,每日2次;呋塞米片20mg,每日1次;螺内酯片20mg,每日1次;雷贝拉唑10mg,每日1次。

随访

患者症状明显缓解,活动耐量明显提高,未再住院治疗。我院门诊检查心肺运动试验,PeakVO$_2$为14.4mL/(min·kg),占预计值百分比为57%。见图4-4。

肺功能测试		Pre	Pred	百分比							
FVC	L	2.68	3.96	68%							
FEV$_1$	L	1.65	3.11	53%							
MVV	L/min	65.1	116.1	56%							
方案		实测值 Rest	预热	AT	RC	最大值	Pred	百分比	正常	级别	
t	s			11:20	14:50	14:50					
Power	Watt		0	54	88	88			>173		
Revolution	RPM		62	59	50	50					
Metabolic		实测值 Rest	预热	AT	RC	最大值	Pred	百分比	正常	级别	
VO$_2$	mL/min	334	729	981	1211	1227	2138	57%	>1796	低	
VO$_2$/kg	mL/(min·kg)	3.9	8.6	11.5	14.3	14.4	25.2	57%	>21.1	低	
METS	–	1.1	2.4	3.3	4.1	4.1	7.2	57%	>6.0	低	
RQ	–	1.12	1.01	0.93	1.08	1.08	–	–	>1.10		
通气		实测值 Rest	预热	AT	RC	最大值	Pred	百分比	正常	级别	
VE/VCO$_2$斜率	–	33.7					27.0	124%	<31.9	高	
VE/VCO$_2$interc.	L/min	4.7									
OUES	–	2147							>2428		
VE	L/min	18.0	28.9	34.7	50.9	50.9					
BR	%			46.7	21.8	21.8			>15.0	正常	
VT	L(btps)	0.882	0.861	1.012	1.282	1.282					
RF	1/min	21.4	33.7	34.3	39.7	39.7					
心血管		实测值 Rest	预热	AT	RC	最大值	Pred	百分比	正常	级别	
HR	次/分	68	85	110	133	133	158	84%	>142	低	
HRR	次/分	25					–	–	<15	高	
HRR_1_minute	次/分	24					–	–	>12	正常	
VO$_2$/WR斜率	mL/(min·Watt)	8.00					10.00	80%	>8.40	低	
VO$_2$/HR	mL/beat	4.9	8.6	8.9	9.1	9.2	13.5	68%	>10.8	低	
PSyst	mmHg	137	148	152	182	182	–		<210	正常	
PDiast	mmHg	73	71	61	96	96	–		<90	高	
气体交换		实测值 Rest	预热	AT	RC	最大值	Pred	百分比	正常	级别	
VO$_2$@AT	mL/min	981							>855	正常	
PetCO$_2$	mmHg	24	31	31	30	30					
PetO$_2$	mmHg	128	119	117	121	121					
VE/VO$_2$	–			35.3	42.1	42.1					
VE/VCO$_2$	–			38.1	38.9	38.9	28.0	136%	<32.0	高	
SpO$_2$	%	96	97	94	94	94					

图4-4　患者心肺运动试验结果。

讨论与病例分析

肺动脉高压临床病因种类繁多,在肺动脉高压病因诊断过程中,需要进行全面筛查。本例患者有先天性心脏病病史,并曾进行房间隔缺损修补术,不能因此就直接诊断为先天性心脏病相关肺动脉高压而停止进行其他病因的筛查。在病因筛查过程中,各种辅助检查相互补充,缺一不可。本例患者入院后超声心动图未提示左向右分流畸形。进行右心导管检查发现上腔静脉血氧饱和度异常,提示存在左向右分流性疾病,经肺动脉CTA证实右上肺静脉与上腔静脉相通,故部分型肺静脉异位引流诊断成立。超声心动图易漏诊的先天性心脏病有部分型肺静脉异位引流、特殊部位房间隔缺损(上腔静脉、下腔静脉、冠状静脉窦型)及双向分流动脉导管未闭,而心脏结构CT可帮助准确评估。

肺动脉高压常多种病因同时出现,这会增加医生的临床决策难度。如本例患者,于8年前进行外科房间隔修补术,这有可能导致先天性心脏病术后肺动脉高压;患者右心导管检查可见上腔静脉血氧饱和度异常升高,肺动脉CTA可见右上肺静脉与上腔静脉相通,即单根肺静脉异位引流,为部分型肺静脉异位引流,提示患者可能存在左向右分流性先天性心脏病相关肺动脉高压;患者存在高血压、心尖肥厚型心肌病、永久性心房颤动、左心房扩大,提示患者可能存在左心疾病相关肺动脉高压;患者睡眠监测提示轻度阻塞性睡眠呼吸暂停综合征(OSAS),可引起OSAS相关肺动脉高压;患者有强直性脊柱炎病史,强直性脊柱炎与肺动脉高压也可能存在关联。那么这种混合病因的肺动脉高压应该如何进行治疗呢? 这时右心导管对于临床决策会有很大帮助。我们给患者进行右心导管检查,患者平均肺动脉压为36mmHg,肺小动脉楔压为16mmHg,肺小动脉阻力为3.10WU,提示患者存在毛细血管后性肺动脉高压,依据患者右心导管检查提示的血流动力学结果,考虑本例以左心疾病相关肺动脉高压为主,给予患者沙库巴曲缬沙坦、美托洛尔、呋塞米、螺内酯、地高辛、利伐沙班等药物治疗,患者症状明显好转。出院后随访患者,运动耐量明显提高。

小　结

肺动脉高压病因复杂,应进行全面排查。临床各种辅助检查缺一不可,常常需要相互补充,右心导管不仅是确诊肺动脉高压的金标准,而且规范的右心导管检查能帮助指导诊断及精准治疗,尤其对于多病因导致的肺动脉高压至关重要。

先天性心脏病术后肺动脉高压

---病例介绍---

病史简介

患者女,25岁,因"发现心脏杂音24年,活动后胸闷憋气2周"入院。

现病史:患者1岁时体格检查发现心脏杂音,后进行超声心动图检查提示动脉导管未闭。患者6岁时于外院进行动脉导管未闭缝扎术,按患者陈述且提供的手术病历记载,患者手术顺利,术前及术后超声心动图皆未发现右心扩大和肺动脉高压。术后数年规律复查,患者无不适,能进行日常活动。患者2周前开始活动后间断有胸闷、憋气,无法耐受剧烈活动,不伴胸痛,偶伴干咳,无痰,无发热、胸闷,无头晕、头痛。3天前患者咳少量鲜红色血液,无视物不清、视物旋转,无恶心、呕吐、腹痛、腹泻,无黑蒙及一过性意识丧失。遂就诊于我院急诊,超声心动图提示:心脏外科术后,右心增大,肺动脉收缩压为60mmHg。血BNP为975.3pg/mL。心电图提示:窦性心动过速,广泛导联T波倒置。给予利尿治疗,症状稍有好转,为求进一步诊治收入我科。患者自发病以来,精神差,睡眠一般,饮食、二便如常,体重无显著变化。

既往史:无高血压、糖尿病及脑梗死病史,无肝炎、结核等传染病病史,无药物及食物过敏史,无外伤及输血史。

个人史:生于原籍,无疫区接触史。无特殊化学品及放射线接触史,无吸烟及饮酒史。患者未婚未育。

家族史:家族中无心血管疾病、代谢性疾病、血友病及肿瘤等病史。

体格检查

身高为174cm,体重为98kg,体表面积为2.16m²,BMI为32.4kg/m²,血压为122/77mmHg。

患者神志清晰,颈静脉充盈,口唇无发绀。双肺呼吸音粗,未闻及明显干湿啰音。心率为100次/分,心律齐,肺动脉瓣听诊区第二心音亢进,各听诊区未闻及杂音。腹平软,无压痛,肝脾肋下未及。双下肢中度水肿。

辅助检查

NT-ProBNP为5764.4pg/mL(↑),D-二聚体为0.2mg/L,肌钙蛋白-I<0.03ng/mL。

血气分析(桡动脉)(未吸氧):pH值为7.385,二氧化碳分压为33.7mmHg,氧分压为62.9mmHg,血氧饱和度为94.5%。

血常规:白细胞计数为11.06×10⁹/L(↑),红细胞计数为5.42×10¹²/L(↑),血红蛋白为165g/L(↑),淋巴细胞百分比为26.7%,单核细胞百分比为9.3%,嗜酸性粒细胞百分比为0.2%,血小板计数为282×10⁹/L,中性粒细胞百分比为63.3%。

肝功能:ALT为13.8U/L,AST为23.5U/L,总蛋白(TP)为60.8g/L,ALB为39.3g/L,TBiL为36.7μmol/L(↑),IBiL为17.5μmol/L(↑),结合胆红素(DBiL)为19.2μmol/L(↑),GGT为50.6U/L(↑)。

肾功能(肌酐、尿素氮)、电解质:均正常。血沉为7mm/h。

免疫学指标:免疫球蛋白、补体、ANA谱、ANCA、抗磷脂抗体谱均正常。

心电图:窦性心动过速,电轴右偏,右心室肥厚。见图5-1。

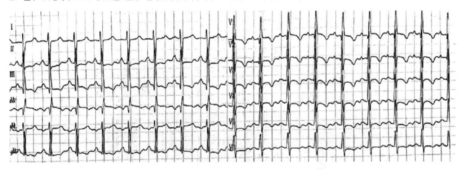

图5-1 患者心电图。

超声心动图(入院后第1天):见表5-1。

表5-1 患者超声心动图检查参数

测量内容	结果	测量内容	结果
左心房内径(mm)	35.7	肺动脉内径(mm)	41.6
左心室舒张末内径(mm)	27.6	LVEF	52%
右心房上下径(mm)	65.3	TAPSE(mm)	10
右心房左右径(mm)	66	PASP(mmHg)	60
右心室前壁厚度(mm)	5.4	下腔静脉内径(mm)	20.9
右心室舒张末内径(mm)	48.6	下腔静脉塌陷率	<50%

超声心动图结论:心脏外科术后,右心增大,右心室肥厚,肺动脉扩张,肺动脉高压,

右心室收缩功能下降,心包积液(少量)。

初步诊断

①肺动脉高压原因待定,右心功能不全,心功能Ⅲ级(WHO);②先天性心脏病,动脉导管未闭结扎术后。

诊治经过

患者入院时出现严重心功能不全,无法耐受外出及有创检查,需要立即稳定恶化的心功能。给予患者紧急抢救治疗方案:吸氧、抗感染、强心、利尿及对症支持治疗。待患者心功能不全相对好转稳定后,继续进行肺动脉高压病因的查询。

胸部CT平扫:双侧胸廓对称,气管居中。双肺纹理增重,可见多发磨玻璃密度影。双侧胸膜略增厚,气管及左、右主支气管通畅。双侧肺门血管影稍增粗。纵隔内未见明显肿大的淋巴结,心脏增大,心包内可见液体密度影。

肺动脉CT成像:肺动脉主干明显增宽,最宽径约为5.3cm,可见造影剂充盈。双肺动脉主干,右上、中、下,左上、下肺动脉可见造影剂充盈,管壁显示光滑,未见充盈缺损影。

肺部CT影像结论:肺动脉扩张,心脏增大,心包积液,双肺炎性病变。

肺灌注显像:双肺多发血流灌注减低。见图5-2。

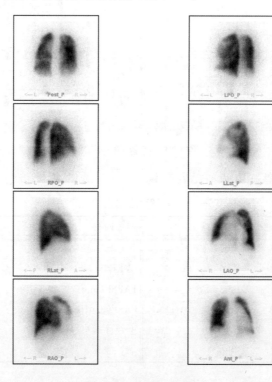

图5-2 肺灌注显像。

下肢深静脉超声:双下肢深静脉未见明显异常。

腹部超声:未见明显异常。

6分钟步行距离:375m。

右心导管检查

● 导管路径:未见异常。

● 血氧分析:上腔静脉血氧饱和度为57.6%,下腔静脉血氧饱和度为62.9%,右心房血氧饱和度为60.25%,右心室血氧饱和度为59.2%,肺动脉血氧饱和度为58.2%,股动脉血氧饱和度为90.4%。

● 压力测定:右心房压为19/4/12mmHg,右心室压为134/8/20mmHg,肺动脉压为128/67/89mmHg,肺小动脉楔压为15/11/11mmHg。

● 心排血量(CO)为3.66L/min,心指数(CI)为1.69L/(min·m²),肺小动脉阻力为21.29WU,全肺阻力为24.3WU。

右心导管检查结论:毛细血管前性肺动脉高压。

睡眠监测:AHI为37次/h,平均血氧饱和度为88.8%。见图5-3。

呼吸暂停/低通气统计							
呼吸	次数	%	A 或 H(次/h)	仰卧	非仰卧	平均时间(s)	最长时间(s)
呼吸暂停	290	99.3	36.8	252	38	19.8	71.9
阻塞性	290	99.3	36.8	252	38	19.8	71.9
中枢性	0	0.0	0.0	0	0	–	–
混合性	0	0.0	0.0	0	0	–	–
低通气	2	0.7	0.3	2	0	19.1	27.9
总计	292		37.0	254	38	19.7	71.9
呼吸暂停与氧减相关性						
氧减	呼吸暂停	阻塞	中枢	混合	低通气	总计
>90%	0	0	0	0	0	0
81%~90%	7	7	0	0	2	9
71%~80%	0	0	0	0	0	0
61%~70%	0	0	0	0	0	0
51%~60%	0	0	0	0	0	0
≤50%	0	0	0	0	0	0
总计	7	7	0	0	2	9
体位统计				
体位	次数时间(min)	百分比(%)	翻身频率	A+H(次/h)
仰卧位	344.3	71.7		44.7
左侧位	47.2	9.8		11.5
俯卧位	37.6	7.8		1.6
右侧位	48.3	10.1		35.7
坐起	2.6	0.5		0.0
未知	0.1	0.0		0.0
运动	0.0	0.0		–
总计	480.2	100.0	15(2次/h)	

图5-3 睡眠呼吸监测。

结论:重度OSAS合并中度低氧血症。

建议患者进行基因检测,患者拒绝。

依据上述检查结果,建议患者应用曲前列尼尔治疗,患者因经济原因拒绝。同意加用他达拉非(20mg,每日1次)及马替腾坦(10mg,每日1次)治疗。

治疗半个月,患者自觉憋气症状明显好转,日常活动不受限。

体格检查:血压为118/72mmHg,患者神志清晰,颈静脉充盈,口唇无发绀,双肺呼吸音粗,未闻及明显干湿啰音,心率为90次/分,心律齐,肺动脉瓣听诊区第二心音亢进,腹平软,无压痛,肝脾肋下未及,双下肢无水肿。

复查超声心动图,与入院时超声心动图对比,明显好转。见表5-2。

表5-2　患者治疗半个月的超声心动图与入院时对比

测量内容	治疗半个月	入院时
左心房内径(mm)	34.3	35.7
左心室舒张末内径(mm)	40.6	27.6
LVEF	69%	52%
右心房上下径(mm)	62.7	65.3
右心房左右径(mm)	49.9	66
右心室前壁厚度(mm)	5.4	5.4
右心室舒张末内径(mm)	42.2	48.6
肺动脉内径(mm)	40.4	41.6
PASP(mmHg)	56	60
TAPSE(mm)	10.4	10
下腔静脉内径(mm)	15.7	20.9
下腔静脉塌陷率	<50%	<50%

出院带药和医嘱

呋塞米片20mg口服,每日1次;螺内酯片20mg口服,每日1次;地高辛0.125mg口服,每日1次;他达拉非20mg口服,每日1次;马昔腾坦10mg口服,每日1次;氯化钾缓释片1g口服,每日2次。要调节生活方式,减重,并建议专科治疗OSAS。

讨论与病例分析

先天性心脏病相关肺动脉高压共分为4个亚类:①艾森曼格综合征,指包括所有由于先天性大缺损导致的肺血管阻力明显增加,体-肺分流方向发生逆转或双向分流,临床表现为发绀、红细胞增多症、多器官受累等;②体-肺分流相关性肺动脉高压,由中大缺损导致肺血管阻力轻中度增加,以左向右分流为主,静息时不表现发绀;③小缺损肺动脉高压,缺损小(VSD通常<1cm,ASD<2cm),临床表现非常类似特发性肺动脉高压;④矫治后肺动脉高压,先天性心脏病缺损已被矫治,肺动脉高压或术后即刻存在,或经数月、数年后复发。

　　本例患者为年轻女性,患者1岁时已明确为先天性心脏病、动脉导管未闭(PDA),6岁时进行动脉导管未闭缝扎术时,既往病历明确无肺动脉高压。本次发病出现肺动脉高压可能与先天性心脏病相关,即可能为先天性心脏病相关肺动脉高压中第4亚类矫治后肺动脉高压,但也不能除外特发性肺动脉高压,建议患者进行基因检测,协助诊治。在诊断过程中,我们按照肺动脉高压诊断流程进行了一系列病因筛查,除外结缔组织病、肝病、左心疾病、慢性血栓栓塞性疾病等所致的肺动脉高压。患者肥胖明显,睡眠监测证实重度阻塞性睡眠呼吸暂停低通气综合征,重度阻塞性睡眠呼吸暂停低通气综合征可能对肺动脉高压的加重负有责任。

小　结

　　肺动脉高压病因复杂,要进行全面排查。先天性心脏病术后要坚持随访复查,警惕先天性心脏病术后肺动脉高压的发生,做到早发现、早治疗。

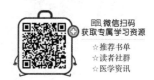

自身免疫性肝病合并肺动脉高压

病例介绍

病史简介

患者女,62岁,因"间断心悸3年余,加重伴胸闷憋气2月余"入院。

现病史:3年前无明显诱因出现心悸,于我院查心电图提示心房颤动,经治疗症状缓解,心房颤动消失。后规律服用普罗帕酮及稳心颗粒,未再发作。2年前患者先后2次无明显诱因再次出现心悸,于我院门诊查心电图均提示房性期前收缩,未予特殊治疗,此后患者未再出现心悸。2个多月前患者再次出现心悸,伴胸闷、憋气。于外院查24小时动态心电图提示窦性心律,频发房性期前收缩33 201次,部分二联律、部分成对,短阵房性心动过速。8天前患者于我院住院诊治,6天前进行房颤射频消融术,手术顺利,术后转天出院。出院后患者心悸未再发作,但仍有活动后胸闷、憋气,无法耐受剧烈活动,偶伴干咳,为进一步诊治再次入院。患者自本次发病以来,精神、饮食及睡眠尚可,二便如常,体重未有明显变化。

既往史:3年前因发现肝功能异常、疲乏、皮肤瘙痒于肝病专科医院确诊为自身免疫性肝病(原发性胆汁性胆管炎,PBC),无肝硬化,无门静脉高压,坚持规律服用熊去氧胆酸0.25g(每日3次),症状明显缓解,肝功能恢复正常。否认高血压、糖尿病、脑血管病、溃疡病、青光眼病史。

个人史及家族史:无特殊记载。

体格检查

体温为36.5℃,脉搏为68次/分,呼吸为15次/分,血压为104/71mmHg。

患者神志清晰,颈静脉充盈,口唇无发绀,双肺呼吸音粗,未闻及明显干湿啰音。心率为68次/分,心律齐,肺动脉瓣听诊区第二心音亢进,各听诊区未闻及杂音。腹平软,无压痛,肝脾肋下未及。无杵状指及水肿。

辅助检查

NT-ProBNP 为 81.7pg/mL, D-二聚体为 278.41ng/mL, cTnI 为 0.387ng/mL($\uparrow$), CK 为 29.3U/L, CK-MB 为 4.49U/L。

肝功能:未见异常。

血常规、凝血常规、电解质、肾功能及甲状腺功能:均未见异常。血沉为 14mm/h。

免疫学指标:抗线粒体 M2 抗体、免疫球蛋白、补体、ANA 谱、ANCA、抗磷脂抗体谱均未见异常。肿瘤标志物:未见异常。

心电图:窦性心律,无异常 ST-T 改变(图6-1)。

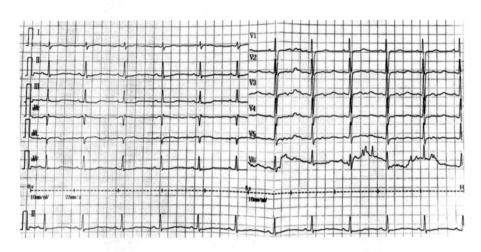

图6-1 患者心电图。

超声心动图(入院后第2天):见表6-1。

表6-1 患者超声心动图检查参数

测量内容	结果	测量内容	结果
左心房内径(mm)	34.7	肺动脉内径(mm)	33.2
左心室舒张末内径(mm)	45.7	LVEF	59%
室间隔厚度(mm)	6.7	TAPSE (mm)	15.6
左心室后壁厚度(mm)	6.6	PASP(mmHg)	74
右心房上下径(mm)	44	下腔静脉内径(mm)	13.3
右心房左右径(mm)	30.2	下腔静脉塌陷率	>50%
右心室前壁厚度(mm)	3.8	三尖瓣反流峰值速度(m/s)	4.16
右心室舒张末内径(mm)	22.8		

腹部超声:肝、胆、胰、脾未见异常。

下肢静脉超声:未见异常。

甲状腺超声:甲状腺轻度肿大,摄取功能轻度减低。

6分钟步行距离:390m。

核素肺灌注:双肺血流多发轻度减低。

胸部X线:主动脉硬化(图6-2)。

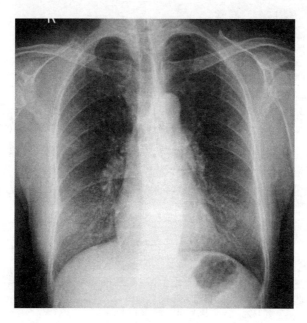

图6-2　胸部X线。

胸部CT平扫:双侧胸廓对称,气管居中。各肺叶内清晰,走行尚规则。胸膜无增厚,气管及左、右主支气管通畅。双侧肺门结构正常。纵隔内未见明显肿大的淋巴结,心脏不大,沿主动脉及冠状动脉管壁可见点状钙化影。

肺动脉CTA:肺动脉及肺静脉未见狭窄、血栓及闭塞性病变;肺动脉干扩张,管径约为3.8cm;主动脉及冠状动脉硬化。余未见异常。

心肺运动试验:肺功能未见通气功能及限制功能障碍,弥散功能轻度下降;PeakVO$_2$为13.9mL/(min·kg),占预计值百分比为60%;VE/VCO$_2$斜率为30.3。

冠状动脉造影:未见异常。

右心导管检查

● 导管路径:未见异常。

- 血氧分析：上腔静脉血氧饱和度为65.9%，下腔静脉血氧饱和度为77.7%，右心房血氧饱和度为71.6%，右心室血氧饱和度为71.95%，肺动脉血氧饱和度为72.5%，股动脉血氧饱和度为95.2%。

- 压力测定：右心房压为12/6/9mmHg，右心室压为71/−1/11mmHg，肺动脉压为74/32/49mmHg，肺小动脉楔压为17/6/11mmHg。

- 肺循环心排血量为4.26L/min，肺循环心指数为2.72L/(min·m²)，肺小动脉阻力为8.93WU。

右心导管检查结论：毛细血管前性肺动脉高压。

建议患者进行基因检测，患者因经济原因拒绝。

初步诊断

①肺动脉高压，心功能Ⅲ级（WHO）；②房颤射频消融术后；③自身免疫性肝病。

治疗

患者房颤射频消融术后数天，继续予利伐沙班20mg，每日1次；普罗帕酮150mg，每日3次治疗，并继续熊去氧胆酸0.25g（每日2次）治疗自身免疫性肝病。因患者为PBC，既往曾有肝功能不全病史，选择安立生坦联合他达拉非方案降低肺动脉压，安立生坦初始剂量为5mg/d，他达拉非初始剂量为10mg/d，因患者腹泻，他达拉非剂量调整为5mg/d。经过治疗，患者症状好转出院。

出院诊断

①肺动脉高压，心功能Ⅲ级（WHO）；②房颤射频消融术后；③自身免疫性肝病。

出院医嘱

利伐沙班片20mg，每日1次；安立生坦5mg，每日1次，建议逐渐加量至10mg，每日1次；他达拉非5mg，每日1次，建议逐渐加量至20mg，每日1次；熊去氧胆酸0.25g，每日2次；普罗帕酮150mg，每日3次。

随访

患者出院半个月后复查肝功能正常，患者腹泻消失，安立生坦加量至10mg（每日1次），他达拉非加量至10mg（每日1次）。后坚持服药，规律复查，患者症状逐渐消失，活动耐量明显提高。治疗1个月后6分钟步行距离为495m。

治疗5个月后的复查情况

患者未诉不适，心功能Ⅱ级（WHO）。

NT-ProBNP为31.1pg/mL,D-二聚体为204.26ng/mL,cTnI为0.011ng/mL。

肝功能:未见异常。

血常规、凝血常规、电解质、肾功能及甲状腺功能:未见异常。

超声心动图(治疗5个月):见表6-2。

表6-2 患者治疗5个月超声心动图检查参数

测量内容	结果	测量内容	结果
左心房内径(mm)	37.6	右心室舒张末内径(mm)	17.2
左心室舒张末内径(mm)	48.6	肺动脉内径(mm)	28.5
室间隔厚度(mm)	8.1	LVEF	64%
左心室后壁厚度(mm)	7.8	TAPSE(mm)	20.8
右心房上下径(mm)	42.2	PASP(mmHg)	36
右心房左右径(mm)	33.4	下腔静脉内径(mm)	12.5
右心室前壁厚度(mm)	3.1	下腔静脉塌陷率	>50%

治疗17个月后的复查情况

患者未诉不适,心功能Ⅰ级(WHO)。

肝功能:未见异常。

甲胎蛋白<2ng/mL。

超声心动图(治疗17个月):见表6-3。

表6-3 患者治疗17个月超声心动图检查参数

测量内容	结果	测量内容	结果
左心房内径(mm)	36.1	肺动脉内径(mm)	31.4
左心室舒张末内径(mm)	47.4	LVEF	64%
室间隔厚度(mm)	8.0	TAPSE(mm)	25.6
左心室后壁厚度(mm)	7.7	PASP(mmHg)	31
右心房上下径(mm)	43.4	下腔静脉内径(mm)	13.3
右心房左右径(mm)	33.9	下腔静脉塌陷率	>50%
右心室前壁厚度(mm)	4.0	三尖瓣反流峰值速度(m/s)	2.78
右心室舒张末内径(mm)	18.9		

讨论与病例分析

自身免疫性肝病是由自身免疫介导的肝脏炎症性病变,是临床上常见的疾病类型,具有恶变倾向,可发展为肝癌,但进展相对缓慢。自身免疫性肝病包含自身免疫性肝炎

（AIH）、原发性胆汁性胆管炎（PBC）、原发性硬化性胆管炎（PSC）。

本例患者因"间断心悸3年余,加重伴胸闷憋气2月余"入院。患者3年前间断出现心房颤动,2个月前患者再次出现心悸,伴胸闷、憋气。于外院查24小时动态心电图提示窦性心律,频发房性期前收缩33 201次,部分二联律、部分成对,短阵房性心动过速。8天前患者于我院住院,6天前进行房颤消融手术。手术顺利,术后转天出院。出院后患者心悸未再发作,但仍有活动后胸闷、憋气,无法耐受剧烈活动,偶伴干咳,第1次出院后5天再次入院。3年前因发现肝功能异常、疲乏、皮肤瘙痒于肝病专科医院确诊为PBC,无肝硬化,无门静脉高压,坚持规律服用熊去氧胆酸0.25g（每日3次）,症状明显缓解,肝功能恢复正常。再次入院后,对患者进行肺动脉高压病因的全面排查:检查右心导管提示毛细血管前性肺动脉高压,影像学未见肺动脉及肺静脉狭窄、血栓及阻塞性病变,肺功能未见通气功能及限制功能障碍,弥散功能轻度下降,未见先天性心脏病,未发现红斑狼疮、硬皮病、干燥综合征、类风湿关节炎等结缔组织疾病,未发现慢性桥本甲状腺炎等甲状腺疾病。建议患者进行基因检测,患者因经济原因拒绝。最终考虑患者为PBC相关肺动脉高压。患者房颤射频消融术后数天,继续给予利伐沙班20mg,每日1次;普罗帕酮150mg,每日3次治疗,并继续熊去氧胆酸0.25g,每日2次治疗PBC。因患者为PBC,既往曾有肝功能不全病史,选择安立生坦联合他达拉非方案降低肺动脉压,安立生坦初始剂量为5mg/d,他达拉非初始剂量为10mg/d,因患者腹泻,他达拉非剂量调整为5mg/d。联合用药半个月复查肝功能正常,患者腹泻消失,安立生坦加量至10mg,每日1次,他达拉非加量至10mg,每日1次。后坚持服药,规律复查,患者症状消失,活动耐量明显提高,治疗1个月后6分钟步行距离从390m提高到495m。治疗17个月后复查超声心动图估测肺动脉收缩压从74mmHg下降到31mmHg,TAPSE从15.6mm提升到25.6mm。症状明显改善,能胜任日常体力活动,多次复查肝功能一直未见异常。

PBC好发于中老年女性,多以皮肤瘙痒为初发症状,黄疸出现后难以消退,最终导致门静脉高压。PBC临床诊断要点:以中老年女性为主;胆道酶呈中度以上升高,GGT升高幅度比碱性磷酸酶（ALP）更明显;在上述基础上,若抗线粒体抗体（AMA）及AMA-M2阳性、ESR增快、胆固醇增加,临床诊断为PBC。ESR在所有患者中均增快,PBC特征性指标是血AMA阳性,尤其AMA-M2亚型阳性。AMA阳性率不是100%,即使血AMA阴性,但具备其他临床特征,也诊断为PBC。临床也可有无症状PBC,即实验室检查符合PBC,但无皮肤瘙痒及黄疸等症状,可持续数年以上。

PBC是一种累及多系统、多器官的自身免疫性疾病,病因和发病机制尚未完全明确,临床表现复杂多样。可有多种并发症,如干燥综合征、类风湿关节炎、慢性桥本甲状腺炎、多发性肌炎、系统性红斑狼疮、2型糖尿病、肺动脉高压等。本例患者PBC病史3年余,未发现干燥综合征、类风湿关节炎、慢性桥本甲状腺炎、多发性肌炎、系统性红斑狼疮、2型糖尿病等病症,但患者出现了肺动脉高压。许多结缔组织病(CTD)都可引起肺动脉高压(PAH),与CTD的预后关系密切,早期诊断和早期治疗非常重要。PBC作为病因和发病机制未明的自身免疫性疾病也可累及肺血管而导致肺动脉高压。肺动脉高压检查应注意常规筛查PBC,由于PBC早期无症状,尤其是注意筛查无症状PBC。

PBC合并肺动脉高压需要综合治疗。PBC可在数年内进展为肝硬化,肝硬化可进一步并发门静脉高压和肝细胞癌。熊去氧胆酸是治疗PBC的首选药物,可改善胆汁酸代谢,调节免疫功能,且不良反应较少,能延缓PBC病情进展。PBC合并肺动脉高压治疗目前指南没有明确推荐。本例患者右心导管检查结论为毛细血管前性肺动脉高压,给予新一代内皮素受体拮抗剂安立生坦联合5型磷酸二酯酶抑制剂他达拉非治疗,治疗后,患者病情缓解,肝功能一直维持正常,安全性好。

小　结

肺动脉高压病因复杂,要进行全面细致的排查。中老年女性出现肺动脉高压要注意排查PBC,尤其要识别无症状性PBC。PBC合并肺动脉高压要进行针对PBC和肺动脉高压的综合治疗。无症状性PBC要积极治疗,避免进展为肝硬化、门静脉高压及肝癌,熊去氧胆酸治疗效果较好;新一代内皮素受体拮抗剂安立生坦与5型磷酸二酯酶抑制剂他达拉非联合应用,可明显改善PBC合并肺动脉高压病情,对肝功能无不良影响,安全性良好。

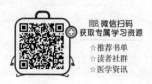

微信扫码
获取专属学习资源
☆推荐书单
☆读者社群
☆医学资讯

病例7

初始早期联合治疗特发性肺动脉高压

---- 病例介绍 ----

病史简介

患者女,59岁,因"咳嗽、憋喘伴周身乏力6月余"入院。

现病史:患者6个月前无明显诱因出现咳嗽、无痰,活动后喘憋,伴周身乏力,无胸痛、发热、恶心及呕吐,无头晕、头痛、眼前发黑及一过性意识丧失,之后症状逐渐加重。1个月前症状进一步加重,不能爬楼。于外院门诊就诊,查超声心动图提示主动脉硬化,右心扩大,三尖瓣反流(中度),左心室舒张功能降低,肺动脉高压。为求进一步诊治收入我院。患者自发病以来,饮食、睡眠尚可,二便如常,无水肿,无尿量减少,无血尿、黑便及鲜血便,体重无明显减轻。

既往史:10年前发现血压升高,血压最高为175/100mmHg,规律服用拜新同,血压维持在140/80mmHg左右。

个人史及家族史:无特殊记载。

体格检查

患者神志清晰,无发绀,呼吸平稳,血压为155/105mmHg。双肺未闻及明显啰音。心率为97次/分,心律齐,未闻及明显杂音。腹平软,无压痛及反跳痛,肝脾未及。双下肢不肿,无杵状指。

辅助检查

NT-proBNP为2233ng/L(↑)。血常规:未见异常。

血气分析:乳酸为2mmol/L(↑),二氧化碳分压为34.6mmHg,氧分压为63.8mmHg,呼吸指数为74%,肺泡动脉氧分压差为47.1mmHg,钙为1.14mmol/L,血氧饱和度为92.9%。

凝血常规、D-二聚体、生化检查:未见异常。

风湿免疫学检查:未见异常。

甲状腺功能:血清TSH为7μIU/mL(↑),余未见异常。

心电图:窦性心动过速。

超声心动图:左心房内径为36.1mm,室间隔厚度为9.4mm,左心室舒张末内径为40.1mm,右心室舒张末内径为30mm,估测平均肺动脉压为50mmHg,射血分数为63%,显示左心房增大,右心增大,三尖瓣反流(中重度),肺动脉扩张,心包积液(少量),左心室舒张功能下降,肺动脉高压。

胸部X线:主动脉硬化。

胸部平扫及肺动脉CTA:①肺动脉CTA未见明显异常;②双肺纹理增重,请结合临床;③心脏增大,心包积液;④主动脉硬化。

核素肺灌注:双肺血流灌注显像未见明显异常。

腹部超声:脂肪肝,右肾囊肿。

下肢静脉超声:未见异常。

甲状腺超声:甲状腺多发低回声结节(TI-RADS 2级)。

心肺运动试验:

①运动耐量:运动耐量下降。PeakVO$_2$、氧脉搏下降。无氧阈摄氧量下降。PeakVO$_2$为15.4mL/(min·kg)(占预计值百分比为64%),VE/VCO$_2$斜率为53.3。②心血管反应:静息状态下血压、心率正常;运动中血压反应正常,心率未达到次级量运动目标心率。运动中心电图显示:窦性心律,未见明显ST-T改变。未见心律失常。③呼吸反应:运动中无明显阻塞性及限制性障碍表现。④静息肺功能:静态肺通气功能正常,弥散功能下降[DL-CO为11.41mL/(min·mmHg),占预计值百分比为52%]。

6分钟步行距离:383m。

冠状动脉造影结果显示:前降支全程、回旋支全程、右冠状动脉全程均未见明显狭窄。

24小时动态血压结果显示:24小时血压平均值为137/88mmHg;最高收缩压为160mmHg,最低收缩压为118mmHg;最高舒张压为104mmHg,最低舒张压为69mmHg。

动态心电图结果显示:平均心率为86次/分,最小心率为75次/分,最大心率为118次/分;窦性心律;室性期前收缩为6次/24小时;房性期前收缩为4次/24小时;ST-T改变。

右心导管检查:右颈内静脉入路。

• 导管路径:未达异常路径。

• 血氧分析:腔静脉血氧饱和度为57.2%,右心房血氧饱和度为54.4%,右心室血氧饱和度为54.6%,肺动脉血氧饱和度为54.03%,股动脉血氧饱和度为93.8%。

- 压力测定：右心房压为26/21/24mmHg，右心室压为79/0/24mmHg，肺动脉压为86/37/57mmHg，肺小动脉楔压为29/4/14mmHg。

- 肺循环心排血量为2.34L/min，肺循环心指数为1.54L/（min·m²），全肺血管阻力为24.39WU，肺小动脉阻力为18.4WU。

急性肺血管反应试验：阴性。

右心导管检查结论：毛细血管前性肺动脉高压。

建议基因检测，患者拒绝。

诊断及风险分层

考虑为第1类肺动脉高压，特发性肺动脉高压可能性大，心功能分级Ⅲ级（WHO），风险分层为高危。风险分层依据见表7-1。

表7-1　患者第1次入院时风险分层为高危

预后决定因素	患者结果
有无右心衰竭的临床症状	有
症状进展	有
晕厥	无
WHO功能分级	Ⅲ级
心肺运动试验	PeakVO$_2$为15.4mL/（min·kg）（占预计值百分比为64%）
	VE/VCO$_2$斜率为53.3
6分钟步行距离	383m
NT-proBNP	2233ng/L
影像学	心包积液（少量）
血流动力学	右心房压为24mmHg
	心指数为1.54L/（min·m²）
	混合静脉血氧饱和度为54.03%

治疗

给予华法林抗凝、地高辛强心、呋塞米及螺内酯利尿治疗。

起始给予安立生坦10mg（每日1次）联合他达拉非20mg（每日1次）的治疗方案。建议患者应用曲前列尼尔，患者因经济条件拒绝。

随访

患者坚持服药并规律随访，症状逐渐好转。安立生坦10mg（每日1次）联合他达拉非20mg（每日1次）治疗1年后，因为经济原因改为安立生坦10mg（每日1次）联合利奥西呱（逐渐加量至7.5mg/d），治疗2年后改为马昔腾坦10mg（每日1次）联合利奥西呱7.5mg/d。

规律复查随访已达4年,患者无明显不适,能胜任日常体力活动。随访指标如下:临床指标见表7-2,超声心动图指标见表7-3,右心导管指标见表7-4。

表7-2　患者治疗4年临床指标变化

测量内容	治疗前	治疗1个月	治疗1年	治疗2年	治疗4年
NT-proBNP(ng/L)	2233	–	89.5	31.7	60.9
6分钟步行距离(m)	383	413		400	420
心肺运动试验					
PeakVO$_2$[mL/(min·kg)]	15.4(占预计值百分比为64%)	–	15.4(占预计值百分比为64%)	19.3(占预计值百分比为80%)	–
VE/VCO$_2$斜率	53.3		34.6	29.3	

表7-3　患者治疗4年超声心动图变化

测量内容	治疗前	治疗1个月	治疗2年	治疗4年
左心室舒张末内径(mm)	40	45	45.6	48.3
右心室舒张末内径(mm)	30	27.3	21.3	20.8
肺动脉平均压(mmHg)	50	28.2	–	–
TAPSE(mm)	–	24.2	20.2	–
肺动脉血收缩压(mmHg)	–	50	47	34.4

表7-4　患者治疗4年右心导管指标变化

测量内容	治疗前	治疗1年	治疗2年	治疗4年
右心房压(mmHg)	24	10	10	5
肺动脉压(mmHg)(收缩/舒张/平均压)	86/37/57	50/24/33	68/23/37	47/19/28
心指数[L/(min·m²)]	1.54	2.74	3.79	3.31
肺血管阻力(WU)	18.4	5.29	3.99	4.0
混合静脉血氧饱和度	54%	71.93%	76.45%	73.5%

讨论与病例分析

　　肺动脉高压临床病因复杂,临床分为五大类,对每例肺动脉高压患者,都要查找原因,针对不同病因,治疗也不同。本例除了未能进行基因检测以外,经过肺动脉高压病因全面筛查后,诊断为特发性肺动脉高压,归为第1类肺动脉高压。特发性肺动脉高压是临床罕见疾病,是恶性进展性疾病,由于过去长期缺乏有效治疗肺动脉高压的药物,预计中位生存期仅为2.8年,被誉为"心血管的恶性肿瘤"。

本例患者就诊较为及时，从初始发病到肺动脉高压专科确诊并进行规范治疗时间约半年。早期确诊后，在初始治疗时就采用安立生坦10mg（每日1次）加他达拉非20mg（每日1次）联合治疗方案，治疗1个月后，超声心动图估测平均肺动脉压从50mmHg降至28.2mmHg，6分钟步行距离从383m提高到413m，症状明显缓解，尽快有效地控制病情进展，尽早从高危达到低危状态。患者坚持规范治疗及随访，并先后将他达拉非替换成利奥西呱，且利奥西呱遵医嘱滴定到最大剂量，安立生坦替换成马昔腾坦，患者病情一直稳定在低危状态。

本例特发性肺动脉高压患者规范治疗已4年，6分钟步行距离、NT-proBNP、心功能分级、心肺运动试验运动耐量均得到明显改善，超声心动图提示右心不大，估测肺动脉收缩压仅为34.4mmHg，从这些临床无创指标，似乎提示患者肺动脉高压已经"治愈"，患者多次要求将肺动脉高压靶向药物减量或停药。但分析患者治疗前后4次右心导管检查数据，虽然经过治疗，患者心指数明显提升，肺动脉压及肺血管阻力已明显下降，历经4年治疗，患者的肺动脉平均压为28mmHg，肺血管阻力为4WU，提示虽然血流动力学心功能明显改善，已达低危状态，但肺动脉压及肺血管阻力仍高于正常，这验证了肺动脉高压作为进展性疾病的特征，患者仍不能将肺动脉高压靶向药物减量或停药。临床工作中，不能仅仅以超声心动图的结论来作为临床调整治疗药物的依据，右心导管不仅是确诊肺动脉高压的金标准，也是评估临床病情、风险分层及调整治疗方案的最重要依据。

小　结

早期确诊及规范化治疗、随访可及早且有效地控制肺动脉高压患者的病情进展。右心导管不仅是确诊肺动脉高压的金标准，也是评估肺动脉高压临床病情、风险分层及调整治疗方案的最重要依据。

特发性肺动脉高压虽然经过规范治疗，患者右心功能明显改善，但患者肺动脉压及肺血管阻力仍高于正常，肺动脉高压是不断进展性疾病，患者仍然不能将肺动脉高压靶向药物减量或停药。

本例特发性肺动脉高压患者规范治疗、随访4年，临床仍处于低危状态，极大地树立了医患双方共同战胜该疾病的信心，见证了早期联合现代靶向药物的治疗成果，也期待未来有更加有效的治疗肺动脉高压药物投入临床。

误诊为COPD及肺栓塞:艾森曼格综合征的艰辛诊治

---- 病例介绍 ----

病史简介

患者女,48岁,因"活动后胸闷憋气2年,加重4天"入院。

现病史:患者2年前无明显诱因出现活动后胸闷、憋气,初为重体力活动时出现,轻体力活动可耐受,未进行特殊诊治。后活动耐力逐渐减低,伴咳嗽、咳痰,咳白色痰,痰量不多。患者易患感冒,感冒后数次出现咯血,为少量鲜血,无胸痛,偶有头晕,间断有双下肢水肿。就诊于当地医院,诊断为肺动脉高压、慢性阻塞性肺疾病(COPD)、肺源性心脏病。予抗感染(具体不详)等对症治疗后,症状好转后出院。出院后患者咯血好转,但仍有活动后气短症状。4天前患者感冒后出现呼吸困难,伴喘憋、胸背疼痛、平卧困难,就诊于当地医院,查BNP为286pg/mL,肌钙蛋白为1.157ng/mL,D-二聚体为1.47mg/L。诊断为肺动脉高压待查,可疑急性冠脉综合征、肺栓塞。给予注射低分子肝素后患者胸闷、憋气无缓解,且出现寒战、青紫、喘憋明显加重,为求进一步诊治,由当地医院转入我院。患者自发病以来,饮食欠佳,睡眠尚可,精神差,体重无明显减轻。

既往史:发现血压升高2年,最高达160/90mmHg,间断服用硝苯地平。否认糖尿病、肝炎、结核等病史,无手术及外伤史。

个人史、婚育史及家族史:无吸烟及饮酒史。已婚,育1女,顺产,生产顺利。家族中无遗传病病史。

体格检查

体温为36.6℃,脉搏为103次/分,呼吸为22次/分,血压为134/102mmHg,SpO$_2$为86%(面罩吸氧10L/min)。

患者神志清晰,语利,全身皮肤、黏膜无黄染,浅表淋巴结不大,眼睑无水肿,口唇发绀,颈静脉无怒张。双肺叩清,双肺呼吸音粗,可闻及湿啰音。心前区无隆起,心界稍大,心率为103次/分,心律齐,肺动脉瓣听诊区第二心音亢进,未闻及杂音。腹平软,肝区轻度叩击痛,余无压痛及反跳痛,肝脾未及,墨菲征阴性,双输尿管无明显压痛。双下肢无明显水肿。

辅助检查

D-二聚体为0.1mg/L,纤维蛋白(原)降解产物为3.13μg/mL。

凝血常规:纤维蛋白原为4.57g/L($\uparrow$),其他均正常。

NT-proBNP为389.6ng/L($\uparrow$),肌钙蛋白-I为0.68ng/mL($\uparrow$),CK-MB为15.1U/L,CK为32.2U/L。

血常规:白细胞计数为14.46×10^9/L($\uparrow$),红细胞计数为7.64×10^{12}/L($\uparrow$),血红蛋白为182g/L($\uparrow$),血小板计数为65×10^9/L($\downarrow$),中性粒细胞百分比为79.7%($\uparrow$)。

肾功能:尿素为9mmol/L($\uparrow$),肌酐为75.8μmol/L,尿酸为835.5μmol/L($\uparrow$)。

电解质:钾为3.4mmol/L($\downarrow$),钠为137.7mmol/L,氯为102.2mmol/L,二氧化碳结合力为21.1mmol/L($\downarrow$)。

血气分析(吸氧10L/min):pH值为7.453,氧分压为56.1mmHg($\downarrow$),二氧化碳分压为30.6mmHg($\downarrow$),乳酸为3mmol/L($\uparrow$),标准碱剩余为-2.1,血氧饱和度为88.2%($\downarrow$)。

尿常规:比重≥1.030,蛋白质为3+,酮体为+-mmol/L,潜血为+-cells/μL。

肝功能:ALT为29.5U/L,AST为24.1U/L,TP为72.4g/L,ALB为37.8g/L($\downarrow$),TBiL为26.1μmol/L($\uparrow$),DBiL为9.4μmol/L,IBiL为16.7μmol/L($\uparrow$),ALP为115U/L,GGT为39.2U/L。

血沉、免疫及肿瘤标志物:均无异常。

甲状腺功能:血清TSH为5.98μIU/mL($\uparrow$),FT_4为16.4pmol/L,FT_3为2.98pmol/L($\downarrow$)。

心电图:窦性心律,电轴右偏,肺性P波,左、右心室肥厚。见图8-1。

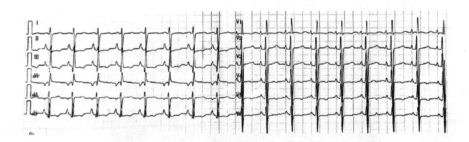

图8-1 心电图显示窦性心律,电轴右偏,肺性P波,左、右心室肥厚。

初步诊断

①肺动脉高压;②慢性阻塞性肺疾病、肺源性心脏病;③冠状动脉粥样硬化性心脏

病、心力衰竭、心功能Ⅲ级（NYHA分级）；④高血压病2级（极高危）；⑤肺部感染，I型呼吸衰竭；⑥电解质紊乱、低钾血症；⑦继发性红细胞增多症；⑧血小板减少原因待查。

诊治经过

入院后立即给予患者吸氧、抗过敏、升血小板治疗，并同时予抗感染、强心、利尿等抢救治疗，患者病情好转后，继续完善肺动脉高压相关病因检查。

查右心导管，给予各部位测压、取血做血气分析，并进行吸氧试验（吸氧10L/min）。可见猪尾导管经动脉导管由肺动脉进入降主动脉。见表8-1及图8-2。

表8-1　右心导管检查提示患者存在先天性心脏病，动脉导管未闭

测量内容	吸氧前	吸氧后
上腔静脉血氧饱和度	58.1%	66.7%
下腔静脉血氧饱和度	56.3%	61.3%
右心房血氧饱和度	61.8%	–
右心室血氧饱和度	53%	–
肺动脉血氧饱和度	55.1%	62.55%
降主动脉血氧饱和度	73.2%	81%
左指尖血氧饱和度	92%	98%
右心房压（mmHg）	14/4/10	–
右心室压（mmHg）	179/4/15	–
肺动脉压（mmHg）	190/101/133	180/95/129
降主动脉压（mmHg）	200/150/135	–
血压（mmHg）	185/100	170/95
肺循环血流量（L/min）	1.77	1.88
全肺血管阻力（WU）	75.22	70.60
血红蛋白（g/L）	182	182

右心导管提示患者存在先天性心脏病，动脉导管未闭。吸入氧气后肺动脉平均压无

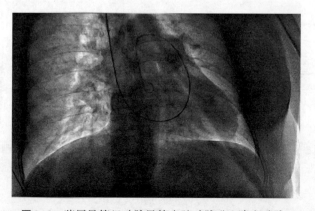

图8-2　猪尾导管经动脉导管由肺动脉进入降主动脉。

明显下降,全肺血管阻力下降6.14%。

胸部CT平扫:左肺炎性病变,左肺上叶微小结节,右肺上叶钙化。

肺动脉CTA:双肺动脉管壁光滑,未见充盈缺损影。肺动脉主干增宽约为3.7cm。左、右肺动脉主干增宽。

核素肺灌注:双肺显影欠清,造影剂分布欠均匀。右肺上叶尖段及中叶外侧段可见规则造影剂分布稀疏影,余右肺及左肺可见散在斑片状造影剂分布稀疏影。心影增大,纵隔影增宽,双肾显影,考虑右向左分流的可能性。

腹部超声:未见异常。

超声心动图:左心房内径为36.3mm,左心室舒张末内径为39mm,LVEF为58%,右心房上下径为51mm,右心房左右径为40.9mm,右心室舒张末内径为29.1mm,右心室前壁厚度为11mm,肺动脉内径为30.8mm,TAPSE为9.12mm,降主动脉与主肺动脉间可见窗型导管相连,宽约为12mm,未见明显分流信号。显示左心房、右心增大,右心室肥厚,主动脉瓣钙化伴轻度反流,二尖瓣环钙化,肺动脉扩张,左心室收缩功能正常,左心室舒张功能下降,右心室收缩功能下降,肺动脉高压,动脉导管未闭待查。

给予患者吸氧、强心、利尿及抗感染等治疗,患者病情好转。指尖血氧饱和度较入院初期改善,但仍存在差异性发绀表现:脚趾血氧饱和度为77%,右手血氧饱和度为92%,左手血氧饱和度为90%。见图8-3。

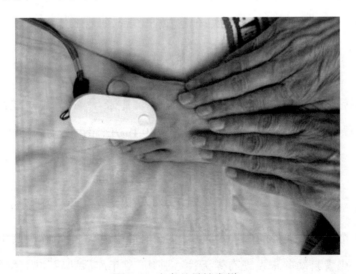

图8-3　患者差异性发绀。

患者病情好转后,继续完善肺动脉高压的相关功能学检查。

6分钟步行距离:355m。

心肺运动试验:PeakVO$_2$为8.8mL/(min·kg),占预计值百分比为32%;VE/VCO$_2$为71.3,SPO$_2$为90%。

静态肺功能提示轻度阻塞性肺通气功能下降,FEV$_1$/FVC为67.1%,占预计值百分比为84%。弥散功能重度下降,占预计值百分比为22.61%。肺功能检查不支持患者有COPD的诊断。

入院后化验及辅助检查排除急性肺栓塞等血栓栓塞事件,且患者血小板减低,有咯血史,故住院期间未给予抗凝治疗。

依据患者病史、住院后化验及检查结果,考虑患者肺动脉高压的病因为先天性心脏病相关肺动脉高压、艾森曼格综合征、心功能Ⅲ级(WHO),建议患者安立生坦联合他达拉非足量应用以降低肺动脉压,但患者因经济原因,加用安立生坦10mg(每日1次)联合他达拉非10mg(每日1次)。

患者经过积极治疗后好转出院。出院时血小板恢复正常,达193×10^9/L。

出院诊断

①先天性心脏病、动脉导管未闭、肺动脉高压、艾森曼格综合征、心功能Ⅲ级(WHO);②肺部感染;③高血压2级(极高危);④继发性红细胞增多症;⑤血小板减少症。

出院医嘱

地高辛0.125mg,每日1次;呋塞米20mg,每日1次;螺内酯20mg,每日1次;氯化钾1g,每日3次;安立生坦10mg,每日1次;他达拉非10mg,每日1次。继续吸氧,避免感染,定期复查。

随访

患者出院后坚持服药,病情明显缓解,可胜任日常体力活动。规律复查半年,出院半年复查时,日常生活不受限,NT-proBNP下降到49.1ng/L,超声心动图估测肺动脉平均压为31mmHg。

讨论与病例分析

本例是一个被多次误诊的严重发绀病例,诊治过程艰辛,值得临床医生总结经验,提高诊治水平。患者自幼并未发现有先天性心脏病。2年前活动后胸闷、憋气,伴咳嗽、咳痰,咳白色痰,痰量不多,且易感冒,于当地医院就诊发现肺动脉高压,被诊断为COPD相关肺动脉高压,未深入进行肺动脉高压系统诊治。4天前患者感冒后出现喘憋,于当地医院就诊,考虑肺栓塞,注射低分子肝素后患者出现寒战、青紫、喘憋明显加重。转入我院时病情已十分危重,患者表现明显喘憋、严重低氧血症,血小板计数为$65×10^9$/L(患者注射低分子肝素以前血小板计数正常),考虑不除外肝素诱导血小板减少症,及时识别并给予相应治疗后,病情好转,血小板计数恢复正常。病情稳定后,完善CT、肺灌注、超声心动图、肺功能等检查后,除外COPD、肺栓塞的诊断。但先天性心脏病、动脉导管未闭的诊断过程依旧不顺利,首先,临床医生接诊时体格检查不完整,未发现差异性发绀。随后,影像学检查亦未能识别动脉导管未闭,其可能原因是本例患者是动脉导管未闭合并重度肺动脉高压,引起体动脉和肺动脉压差小,分流量小,甚至无分流,即所谓"哑型"动脉导管未闭。后进行右心导管时发现了异常的导管路径,猪尾导管经动脉导管由肺动脉进入降主动脉,最终动脉导管未闭、艾森曼格综合征得以确诊。

本例诊治过程较为艰辛,凸显了肺血管疾病规范化诊治知识普及的重要性和紧迫性,提高医患双方对肺血管疾病尤其是肺动脉高压的认识很重要。对于重度肺动脉高压且出现发绀的患者,临床医生体格检查时应注意排除差异性发绀,影像科医生要提高先天性心脏病的诊断意识,仔细甄别。规范的右心导管检查对肺动脉高压的诊断有重要价值。

小　结

肺动脉高压临床病因复杂,不同病因的疾病诊断和治疗迥异,对肺动脉高压的病因进行全面排查前,不要盲目草率地诊断。要加快肺动脉高压诊治工作的普及,临床医生与影像科医生要加强合作交流,优化检查技术及流程,增强诊断意识,积累经验,避免漏诊和误诊。

失去手术机会的艾森曼格综合征患者,肺动脉高压靶向药物联合治疗,可明显提高其生存率及生活质量。

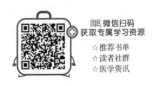

微信扫码
获取专属学习资源
☆推荐书单
☆读者社群
☆医学资讯

不同寻常的毛细血管后性肺动脉高压

病史简介

患者男,50岁,因"间断胸闷2年,心悸1年,加重2个月"入院。

现病史:患者2年前快走后出现胸闷、气短伴心悸,休息后可自行缓解,后间断发作。于当地医院就诊,考虑"心肌缺血",给予药物(具体不详)治疗后症状缓解。1年前无明显诱因出现心悸,晨起症状明显,偶伴胸闷、气短,10个月前于当地医院查心电图,显示为期前收缩,未见心房颤动,给予稳心颗粒等治疗,症状稍缓解。2个月前心悸症状加重,晨起发作频繁,自测心率明显增快,伴胸闷、气短。2周前到外院就诊考虑为冠心病、心房颤动,给予美托洛尔缓释片、雷米普利、利伐沙班等治疗,症状无明显缓解。为求进一步诊疗收入我科。

既往史:高血压史3年,收缩压最高为190mmHg,服用拜新同降压,血压控制尚可。无药物、食物过敏史。

个人史:吸烟史30余年,每天约30支。饮酒史30年,白酒250g/d,戒酒3年。

家族史:无特殊记载。

体格检查

血压为124/89mmHg,身高为171cm,体重为97kg,BMI为30.71kg/m²。

患者神志清晰,眼睑无水肿,颈静脉无明显怒张。双肺呼吸音粗,可闻及散在干啰音。心界不大,心率为108次/分,心音低钝,心律绝对不齐,第一心音强弱不等,未闻及杂音。腹膨隆,腹平软,无压痛及反跳痛,肝脾肋下未及。双下肢无明显水肿。

辅助检查

cTN-I为0.001ng/mL,NT-ProBNP为350ng/L(↑),D-二聚体为2562.39ng/mL(↑)。

血常规:白细胞计数为4.62×10⁹/L,中性粒细胞百分比为61.5%,血红蛋白为140g/L,血小板计数为108×10⁹/L(↓)。

肝功能：GGT 为 139U/L（↑）。

血气分析（未吸氧）：pH 值为 7.406，PCO_2 为 33.5mmHg，PO_2 为 61.9mmHg，SaO_2 为 92.3%，SB 为 21.8mmol/L，BE 为−3.7。

血糖为 8.03mmol/L（空腹）（↑）。糖化血红蛋白为 6.7%（↑）。

血脂：总胆固醇（TC）为 4.48mmol/L，甘油三酯（TG）为 1.06mmol/L，高密度脂蛋白（HDL）为 0.84mmol/L（↓），低密度脂蛋白（LDL）为 3.13mmol/L。

肾功能、电解质和尿便常规：无异常。

心电图：房颤律，室性期前收缩，胸导联 ST-T 改变，见图 9-1。

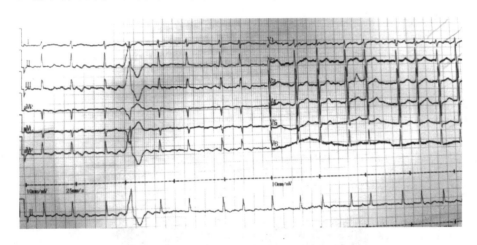

图9-1　患者心电图显示房颤律，室性期前收缩，胸导联 ST-T 改变。

超声心动图：左心房前后径为 55mm，右心房上下径为 66mm，右心房左右径为 53mm，左心室舒张末内径为 44mm，右心室舒张末内径为 28.9mm，LVEF 为 57%。室间隔受压变平。下腔静脉增宽，下腔静脉内径为 35.2mm。

PW：二尖瓣血流频谱单峰。依据肺动脉血流频谱估测肺动脉平均压为 44mmHg。

DTI：二尖瓣血流频谱 E 峰与二尖瓣环组织频谱 e 峰之比为 9.6。

CDFI：二尖瓣口左心房侧可见少量收缩期反流信号。

超声心动图结论：左心房增大，右心室增大，左心室舒张功能下降，肺动脉高压。

冠状动脉造影及血管内超声（IVUS）：见图 9-2。

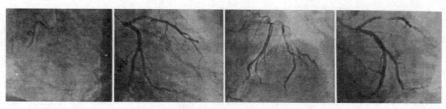

图9-2 患者冠状动脉造影及IVUS。

冠状动脉造影：右冠中段局限50%狭窄；前降支近段管状75%~80%狭窄，IVUS提示前降支近段最小管腔面积为4.85mm²。

冠状动脉造影术中发现心包钙化影，见图9-3。

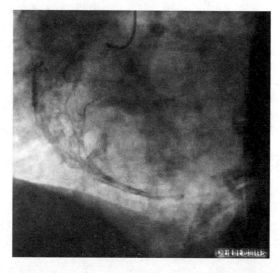

图9-3 患者冠状动脉造影术中可见心包钙化影。

右心导管检查结论：毛细血管后性肺动脉高压。右心各腔室的舒张压升高，右心房、右心室、肺动脉和左心室舒张压几近相等；上腔静脉压升高；肺小动脉楔压升高；心排血量减低。见表9-1。

表9-1 患者右心导管检查结果

测量内容	结果
上腔静脉压（mmHg）	28/26/27
右心房压（mmHg）	30/27/29
右心室压（mmHg）	41/30/37
肺动脉压（PAP，mmHg）	43/36/37
肺小动脉楔压（PAWP，mmHg）	36/31/34
心排血量（CO，I/min）	2.84
肺小动脉阻力（PVR，WU）	1.06

动态心电图(Holter):异位心律,心房颤动,室性期前收缩为6010次/24小时,2次成对出现,ST-T改变。

肿瘤标志物、免疫全项、ANCA、血筛四项、游离甲状腺功能、结核抗体、T-SPOT未见异常。

下肢静脉彩超:双侧股、腘、胫后及小腿肌间静脉血流通畅。

腹部超声所见:

● 肝脏:上界位于右锁骨中心第5肋间,肋下0cm,左叶前后径为7cm,右叶最大斜径为18cm。门静脉主干直径为1.2cm,胆总管直径为0.5cm。肝脏增大,包膜光滑,实质回声弥漫性均匀性减低,肝静脉增宽,肝中静脉直径为2.4cm。下腔静脉直径为3.1cm。CDFI显示肝内血流信号未见异常。

● 胆囊:大小正常,壁厚为0.7cm,壁薄光滑,腔内未见异常回声。

● 脾脏:大小为13.5cm×4.1cm,肋缘下3.7cm,包膜光滑,实质回声均匀。

● 肝周可见少量液性暗区。

腹部超声提示:淤血肝声像图表现,胆囊壁增厚,脾大,腹腔少量积液。

胸部平扫CT:双肺纹理增重,双侧胸膜肥厚,动脉硬化,心包部分钙化。见图9-4。

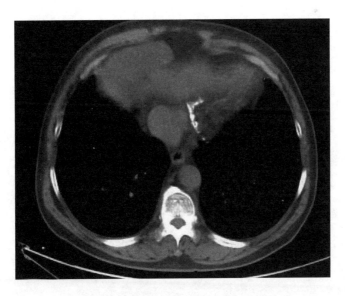

图9-4 患者胸部平扫CT:心包部分钙化。

CTPA:肺动脉CTA扫描未见异常,双侧胸腔积液,心脏增大,心包钙化,冠状动脉硬化,腹水。见图9-5。

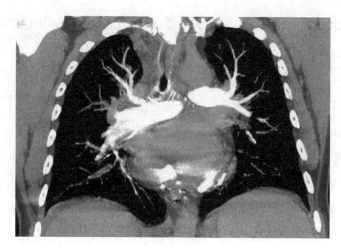

图9-5   患者CTPA:肺血管未见充盈缺损、狭窄及闭塞,心包钙化。

治疗

患者入院时无明显水肿,入院后逐渐出现水肿加重,并有轻微喘憋,平卧时加重,为心力衰竭表现,依据上述检查,考虑患者心房颤动、心力衰竭原因为缩窄性心包炎。给予抗凝、控制心室率、利尿、抗感染等治疗,待心功能好转后,转入心脏外科进行心包剥脱术。

患者心脏外科进行心包剥脱术,术中所见:心包严重粘连增厚,右心室及右心房及膈面心包钙化。依次剥脱心包、主动脉、肺动脉、左心室、右心室、右心房、上下腔静脉、膈面。术前测量中心静脉压(CVP)为23cmH_2O,术终CVP为14cmH_2O。

病理检查共2次:

● 第1次:送检心包为增生胶原纤维结缔组织,部分玻璃样变性,间质血管扩张淤血,部分出血及钙盐沉积。

● 第2次:(心包)检材为透明变性的纤维组织及脂肪组织伴小血管扩张,少量淋巴细胞浸润,局灶钙化。

特殊染色结果:抗酸染色阴性。

心包剥脱术当日心电图:房颤律。见图9-6。

出院诊断

①缩窄性心包炎:心力衰竭、心律失常、持续性心房颤动、室性期前收缩、肺动脉高压、心功能Ⅲ级(NYHA);②冠状动脉粥样硬化性心脏病;③高血压3级(很高危);④糖尿病待查。

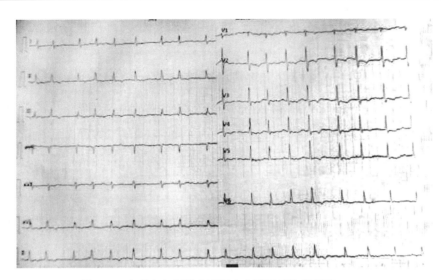

图9-6　患者心包剥脱术当日心电图显示为房颤律。

出院带药

地高辛0.125mg,每日1次;托拉塞米20mg,每日1次;螺内酯20mg,每日1次;美托洛尔25mg,每日3次;单硝酸异山梨酯20mg,每日2次。

随访(术后2个月)

患者术后无不适,水肿消失,运动耐力改善。术后1周心律由房颤律转为窦性心律,后未再发作心房颤动。术后1个月心电图:窦性心律。见图9-7。

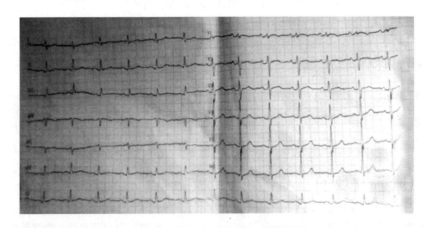

图9-7　患者术后1个月心电图为窦性心律。

术后2个月复查:患者未诉不适,无水肿,术前体重为97kg,术后2个月体重为81kg。

术后2个月动态心电图:窦性心律;平均心率为83次/分,最小心率为61次/分(发生于15:33),最大心率为101次/分(发生于05:57),共分析心搏总数为110 744次。房性期前收缩为10 447次/24小时,部分成对出现,偶见房早未下传;短阵房速为5次/24小时;未见ST-T改变。

术后2个月超声心动图:左心房前后径为51mm,右心房左右径为47mm,左心室舒张末内径为43.7mm,右心室舒张末内径为26.2mm,LVEF为67%。下腔静脉内径为17.3mm。二尖瓣血流频谱E/A<1。二尖瓣组织频谱e/a<1。二尖瓣血流频谱E峰与二尖瓣组织频谱e峰之比为5.7。彩色多普勒:各组瓣膜口均未见反流信号。

超声心动图结论:左心房增大,右心室增大,左心室舒张功能下降。

心包剥脱术术前与术后2个月超声心动图变化,见表9-2。

表9-2　患者心包剥脱术术前与术后2个月超声心动图变化

测量内容	术前	术后2个月
左心房前后径(mm)	55	51
右心房左右径(mm)	53	47
左心室舒张末内径(mm)	44	43.7
右心室舒张末内径(mm)	28.9	26.2
左心室射血分数	57%	67%
下腔静脉内径(mm)	35.2	17.3
估测肺动脉平均压(mmHg)	44	未见升高

讨论与病例分析

缩窄性心包炎由于心包纤维性增厚,导致舒张期充盈减少,出现心内压增高、肺静脉压和体循环静脉压均升高,逐渐出现右心衰竭和左心衰竭。主要表现为右心衰竭(颈静脉扩张、水肿和腹水),肺小动脉楔压升高和心排血量降低(运动时出现呼吸困难和耐受下降)。缩窄性心包炎常继发于急性心包炎,临床表现多种多样,早期症状隐匿,常为一些非特异的主诉,如不适、疲劳和运动耐力下降,故诊断时容易造成误诊,且早期诊断通常很困难。缩窄性心包炎可出现心房扩大,1/3~2/3的患者有房性心律失常,心房颤动较为常见。

本例患者男,50岁,因"间断胸闷2年,心悸1年,加重2个月"入院,最终诊断为缩窄性心包炎。该病例发病缓慢隐匿,回顾病史长达2年,没有急性心包炎的发作史,患者间断胸闷有2年,心悸1年,2个月前因"心悸伴气短加重"就诊,心电图发现心房颤动,服用美托洛尔缓释片、雷米普利、利伐沙班等治疗,症状无明显缓解,因"新发心房颤动"入院。亦无水肿史。

患者入院时静脉压升高体征及辅助检查征象并不明显：无明显水肿，胸腔积液少量，腹水少量，NT-ProBNP 轻度升高（350ng/L）。然而，入院后患者水肿逐渐显现并加重。患者进行冠状动脉造影术中发现心包钙化影，胸部CT发现心包部分钙化，超声心动图下腔静脉明显增宽达35.2mm，右心导管提示毛细血管后性肺动脉高压。右心各腔室的舒张压升高，右心房、右心室、肺动脉和左心室舒张压几近相等，上腔静脉压升高，肺小动脉楔压升高，心排血量减低。最后依据心包钙化、静脉压增高及心力衰竭表现而确诊缩窄性心包炎。

本例患者及时确诊后，给予利尿、抗感染改善心功能后，早期进行心包剥脱术，术后约1周心房颤动转复为窦性心律。术后2个月随访超声心动图双房缩小，下腔静脉内径正常，肺动脉压正常。患者未诉不适，运动耐力明显升高。

临床上缩窄性心包炎可由急性心包炎发展而来，但多数病例急性阶段起病隐匿，在就诊时就已成为缩窄性心包炎而失去原有的病理特征，使其病因常难确定。我国以结核性最多见，有许多患者虽经心包病理组织检查也不能确定其病因。本例患者同时进行2次心包病理检查，抗酸染色皆为阴性，未确定缩窄性心包炎病因。

本例患者进行右心导管检查，提示为毛细血管后性肺动脉高压，但有别于临床常见的左心疾病相关肺动脉高压类型，本例患者右心各腔室的舒张压升高，右心房、右心室、肺动脉和左心室舒张压几近相等，上腔静脉压升高，肺小动脉楔压升高，心排血量降低。结合患者CT心包部分钙化及临床出现心力衰竭表现，最终确诊为缩窄性心包炎。这提醒我们，对于毛细血管后性肺动脉高压，临床病因也很复杂，要注意鉴别少见的心力衰竭类型——缩窄性心包炎。

小　结

本例特殊类型的毛细血管后性肺动脉高压诊治经过提示：毛细血管后性肺动脉高压临床病因复杂，要注意鉴别少见的心力衰竭类型——缩窄性心包炎。

缩窄性心包炎是一种罕见且有可能治愈的疾病，多以心力衰竭形式为表型，具有起病隐匿、易误诊的特点。一旦诊断，利尿剂治疗能缓解部分患者的症状。早期手术可显著改善患者的症状，提高生活质量和预后。

病例 10

左主干病变合并肺动脉高压

病例介绍

病史简介

患者男,62岁,因"间断胸闷憋气8月余,加重6天"入院。

现病史:患者8个月前无明显诱因突发胸闷、憋气,伴大汗,无胸痛及肩背痛,无咳嗽、咳痰,无恶心、呕吐,无头晕、头痛、黑矇及一过性意识丧失。经120急诊入我院,考虑急性前壁心肌梗死(急诊心电图见图10-1),紧急进行冠状动脉造影显示左主干闭塞,急诊开通闭塞血管,并于左主干植入支架1枚后,回旋支及对角支血流恢复,但前降支仍闭塞。术后继续住院治疗,住院期间反复出现喘憋、不能平卧及阵发心房颤动,经治疗后症状逐渐好转出院。住院期间分别于首次急诊PCI术后3天及18天查超声心动图皆未见肺动脉高压,但左心室射血分数逐渐降至41%。出院后患者仍有活动后胸闷、憋气,于6个月前患者再次于我院住院治疗,住院期间复查超声心动图(大约距离首次急诊PCI术后3个月)发现肺动脉高压(肺动脉收缩压达66mmHg)。复查冠状动脉造影,患者左主干支架通畅,支架内未见血栓及再狭窄,术中成功开通前降支,并于前降支置入2枚支架,经治疗后症状好转出院。患者出院后规律服用阿司匹林、氯吡格雷、氯沙坦、呋塞米、螺内酯、阿托伐他汀、胺碘酮等药物,症状较前减轻,但日常稍事活动时仍有间断活动后喘憋,2个月前曾于院外查肺功能未见异常。患者6天前感冒后再发喘憋,伴发热,不伴胸痛,为求进一步诊治收入我院。

患者首次入院时急诊心电图呈Dewinter综合征表现(图10-1):窦性心律,I、aVL及aVR导联ST段抬高。胸前V1~V6导联J点压低,ST段上斜型下移,T波高尖。II、III、aVF导联ST段压低。

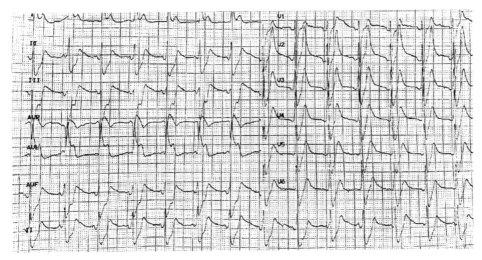

图10-1 患者首次入院时急诊心电图:呈Dewinter综合征表现。

既往史:否认高血压、糖尿病及甲状腺疾病病史,否认脑梗死及脑出血史,否认慢性支气管炎及哮喘病史,否认消化道溃疡及出血病史,否认肝炎、结核病史,否认食物、药物过敏史,否认外伤史。

个人史:生于原籍,久居本地,无吸烟、饮酒史。

家族史:否认家族中有冠心病、高血压、糖尿病等病史。

体格检查

体温为38.4℃,脉搏为84次/分,呼吸为24次/分,血压为136/80mmHg。

患者神清语利,颈静脉无怒张,口唇无发绀。双肺呼吸音粗,双肺未闻及干湿啰音。心率为84次/分,心律齐,各瓣膜听诊区未闻及杂音。腹平软,无压痛、反跳痛及肌紧张,肝脾肋下未及。双下肢不肿。

辅助检查

NT-proBNP为4702.0ng/L(↑),cTnI为0.009ng/mL,D-二聚体为631.65ng/mL(↑)。

血常规:白细胞计数为11.41×10^9/L(↑),中性粒细胞百分比为87.5%,红细胞计数为4.21×10^{12}/L(↓),血红蛋白为117.0g/L(↓),血小板计数为251×10^9/L。

肝功能:总蛋白为62.6g/L(↓),ALB为34.1g/L(↓),AST为16.9U/L,ALT为27.8U/L,TBiL为11.5μmol/L,DBiL为5.6μmol/L,IBiL为5.9μmol/L。

肾功能:尿素氮为4.6mmol/L,肌酐为73.3μmol/L,尿酸为384.5μmol/L。

血脂:TC为2.57mmol/L,TG为0.64mmol/L,LDLc为1.57mmol/L。

甲状腺功能:FT$_3$为3.15pmol/L,FT$_4$为21.0pmol/L,TSH为0.71μIU/mL。

本次入院心电图：窦性心律，V_5 及 V_6 导联 ST 段轻度压低，QT 间期为 411ms，QTc 间期为 439ms，见图 10-2。

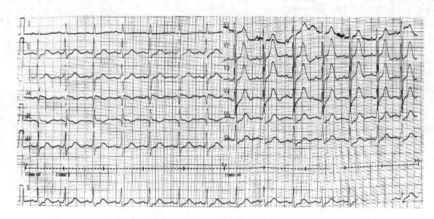

图 10-2　患者入院心电图。

入院当天（为首次急诊 PCI 术后 8 月余）超声心动图：见表 10-1。

表 10-1　患者首次急诊 PCI 术后 8 月余期间 4 次超声心动图比较

测量内容	术后 3 天	术后 18 天	术后 3 个月	术后 8 月余
左心房前后径(mm)	41	41.1	48.3	43.6
左心室舒张末内径(mm)	48.8	51.5	51.8	56
室间隔厚度(mm)	10.3	8.1	7.0	8.3
左心室后壁厚度(mm)	10.6	8.9	8.4	8.4
右心室舒张末内径(mm)	21.3	21.4	22.3	19.3
右心室前壁厚度(mm)	3.2	3.7	3.9	3.8
左心室节段运动	左心室侧壁后壁低动力	左心室侧壁后壁无动力	左心室前壁侧壁变薄无动力	除左心室下壁及后间隔弥漫性减低
肺动脉收缩压(mmHg)	正常	33	66	95
左心室射血分数	56%	41%	47%	41%

动态心电图（Holter）回报：①窦性心律，最高心率为 72 次/分，最低心率为 49 次/分，平均心率为 57 次/分，窦性心动过缓；②室性期前收缩为 3 次/24 小时；③房性期前收缩为 33 次/24 小时，1 次成对出现；④ST-T 改变。

肺动脉 CTA：未见明显异常。

胸部 CT 平扫：双肺炎性病变，双侧胸膜增厚，右侧胸腔少量积液，主动脉及冠状动脉硬化。

核素肺灌注：患者拒绝。

右心导管:

● 导管路径:右颈内静脉。

● 压力测定:右心房压为18/10/15mmHg,右心室压为101/10/15mmHg,肺动脉压为100/40/63mmHg,肺小动脉楔压为47/24/24mmHg。

● 血气分析:桡动脉血氧饱和度为91.3%,上腔静脉血氧饱和度为65.8%,下腔静脉血氧饱和度为63.1%,右心房上血氧饱和度为63.8%,右心房中血氧饱和度为62.7%,右心房下血氧饱和度为61.6%,右心室血氧饱和度为65%,肺动脉血氧饱和度为62.8%。

术中注射冰盐水测定心排血量为4.13L/min,肺血管阻力为9.44WU。

右心导管检查结论:无明显心内分流,毛细血管后性肺动脉高压。

肺动脉造影:双侧肺动脉血流通畅,未见充盈缺损、狭窄及闭塞性病变。见图10-3。

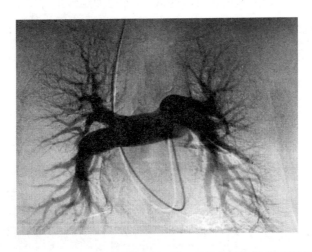

图10-3　肺动脉造影:双侧肺动脉血流通畅,未见充盈缺损、狭窄及闭塞性病变。

治疗经过

完善上述辅助检查后,结合患者既往病史,考虑患者为左主干急性闭塞后引发急性心肌梗死、射血分数减低心力衰竭,最终导致左心疾病相关肺动脉高压,入院后停用氯沙坦,改为沙库巴曲缬沙坦(诺欣妥)治疗。患者血压一直偏低,沙库巴曲缬沙坦应用剂量为25mg,每日2次,并同时给予抗感染、利尿、补钾、抗血小板、抗心律失常、调脂等治疗,患者症状明显好转。

出院诊断

①冠状动脉粥样硬化性心脏病:陈旧性前壁心肌梗死、PCI术后、心律失常、阵发性心房颤动、肺动脉高压、心功能Ⅲ级(NYHA);②肺感染。

出院带药

阿司匹林100mg,每日1次;氯吡格雷75mg,每日1次;单硝酸异山梨酯10mg,每日2次;沙库巴曲缬沙坦25mg,每日2次;呋塞米10mg,每日1次;螺内酯10mg,每日1次;阿托伐他汀20mg,每晚1次;胺碘酮0.2mg,每日1次。

随访

患者一直坚持于我院门诊随访,病情稳定,多次复查心电图,一直维持窦性心律,房颤未再发作。最近一次随访距离患者首次急诊PCI手术已达5年8个月,此时心电图仍为窦性心律,PR间期为152ms,QRS宽度为115ms,QT间期为378ms,QTc间期为422ms,见图10-4。沙库巴曲缬沙坦于首次急诊PCI手术术后8月余开始应用,当时右心导管测得肺动脉收缩压达100mmHg,初始由于患者血压偏低,沙库巴曲缬沙坦应用剂量为25mg,每日2次,约3年后逐渐加量至100mg,每日2次,其余药物一直坚持服用,患者体力明显恢复,随访期间(随访至首次急诊PCI手术术后5年8个月)超声心动图变化见表10-2,目前患者肺动脉压及右心大小已恢复正常。电解质、肝功能、肾功能及血常规正常。

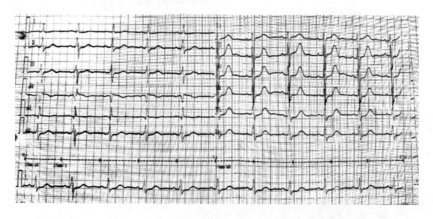

图10-4　首次急诊PCI手术术后5年8个月心电图仍为窦性心律。

表10-2　患者首次急诊PCI术后5年8个月期间4次超声心动图比较

测量内容	术后9个月	术后1年余	术后4年10个月	术后5年8个月
左心房前后径(mm)	44.4	50.5	53.5	45.5
左心室舒张末内径(mm)	52.6	59.8	59.2	56.5
室间隔厚度(mm)	8	8.6	7.6	8.6
左心室后壁厚度(mm)	9	8.9	8.5	8.5
右心室舒张末内径(mm)	21.4	20.8	22.1	18.2
右心室前壁厚度(mm)	3.7	3.9	3.4	4

（待续）

表10-2(续)

测量内容	术后9个月	术后1年余	术后4年10个月	术后5年8个月
左心室节段运动	左心室侧壁前壁低动力	左心室前壁、侧壁、后壁极低动力	左心室前壁侧壁无动力	左心室前壁侧壁无动力
肺动脉收缩压(mmHg)	75	31	正常	正常
左心室射血分数	46%	47%	46%	48%

讨论与病例分析

左心疾病(LHD)是肺动脉高压(PH)的最常见原因,LHD相关PH为PH临床分类中的第2类。PH是LHD常见的并发症,PH-LHD初期是对左心充盈压,更为准确地说是左心房压升高的被动传递引起的,肺动脉压力的增加与左心房压力的增加成比例,肺动脉压常轻中度升高,其血流动力学定义为毛细血管后性肺动脉高压,即静息状态下右心导管测得平均肺动脉压(mPAP)升高>20mmHg且肺动脉楔压(PAWP)>15mmHg,若肺血管阻力(PVR)正常(PVR≤2WU),此为孤立性毛细血管后性肺动脉高压(IpcPH),往往是原发左心疾病发生进展的标志物。一些患者肺循环的结构和功能在遗传、神经内分泌等诸多可能机制的作用下发生进一步病变,即出现肺动脉和静脉的重构,肺动脉压力的增加与左心房压力的增加不成比例,PVR增加(PVR>2WU),右心室后负荷增加,最终出现右心衰竭,此为混合性毛细血管后及毛细血管前性肺动脉高压(CpcPH)。见表10-3。

表10-3 肺动脉高压血流动力学分类(2022 ESC/ERS肺动脉高压诊断和治疗指南)

定义	血流动力学特征
PH	mPAP>20mmHg
毛细血管前性PH	mPAP>20mmHg PAWP≤15mmHg PVR>2WU
IpcPH	mPAP>20mmHg PAWP>15mmHg PVR≤2WU
CpcPH	mPAP>20mmHg PAWP>15mmHg PVR>2WU
运动性PH	静息和运动之间的mPAP/CO斜率>3mmHg/(L·min)

PH-LHD常见于三类疾病:射血分数降低心力衰竭(HFrEF)、射血分数保留心力衰竭(HFpEF)和瓣膜病(VHD)。现代临床实践中PH-LHD最常见的病因是HFrEF和HFpEF。本例患者为射血分数减低心力衰竭相关肺动脉高压,肺动脉收缩压高达100mmHg,肺动脉压力的增加与左心房压力的增加不成比例,右心导管证实为CpcPH。患者病史中首次发病为急性心肌梗死,急诊心电图显示Dewinter综合征表现,急诊冠状动脉造影提示急性左主干闭塞,进行急诊PCI术开通闭塞血管,并于左主干植入支架1枚后,回旋支及对角支血流恢复,但前降支仍闭塞。术后继续住院治疗,首次住院期间反复出现喘憋、不能平卧及阵发心房颤动,超声心动图提示左心室射血分数减低,经积极治疗后症状逐渐好转。于首次急诊PCI术后3个月发现肺动脉高压(肺动脉收缩压达66mmHg)。复查冠状动脉造影,患者左主干支架通畅,支架内未见血栓及再狭窄,成功开通前降支,并于前降支置入2枚支架,后规律服用阿司匹林、氯吡格雷、氯沙坦、呋塞米、螺内酯、阿托伐他汀、胺碘酮等药物,症状较之前减轻,但日常稍微活动时仍有间断活动后喘憋,于外院查肺功能未见异常。首次急诊PCI术后8月余患者感冒后再发喘憋,查NT-proBNP升高达4702.0ng/L,超声心动图肺动脉收缩压达95mmHg,左心室射血分数为41%,查肺动脉CTA及肺动脉造影未见异常,右心导管测得肺动脉收缩压为100mmHg,平均肺动脉压为63mmHg,PAWP为24mmHg,PVR为9.44WU,提示毛细血管后性肺动脉高压,完善上述辅助检查后,结合患者既往病史,考虑患者为左主干急性闭塞后引发急性心肌梗死、射血分数减低心力衰竭,最终导致PH-LHD(为射血分数减低心力衰竭相关肺动脉高压)。PH-LHD目前的治疗原则主要是治疗原发左心疾病,也就是针对HFrEF、HFpEF和VHD的治疗。本例患者原发左心疾病为急性心肌梗死、急性左主干闭塞引发的HFrEF,在积极抗栓、开通左主干及前降支等闭塞血管的基础上,给予HFrEF规范的优化药物治疗。HFrEF的规范化药物主要包括利尿剂、沙库巴曲缬沙坦(ARNI)/血管紧张素转化酶抑制剂(ACEI)/血管紧张素受体拮抗剂(ARB)、β-受体阻滞剂、醛固酮受体拮抗剂等。本例患者停用氯沙坦,改为沙库巴曲缬沙坦治疗。初始治疗时患者血压一直偏低,沙库巴曲缬沙坦应用剂量为25mg,每日2次,约3年后逐渐加量至100mg,每日2次,患者症状明显好转。患者首次急诊入院时反复发生阵发心房颤动,经综合治疗,转为窦性心律,后坚持服用胺碘酮5年余,共随访患者至5年8个月,一直维持窦性心律,QT间期维持正常水平,患者电解质、甲状腺功能、肝功能、肾功能及血常规正常。患者肺动脉压及右心大小已经恢复正常,左心室射血分数达48%。

近年研究表明,LHD是否发生PH可能与左心房功能减低有关,心房颤动的患者更易发生PH,实际上左心房功能在LHD早期就受损,左心房功能障碍与房性心律失常与LHD不良预后和右心室功能不全存在相关性。回顾本例PH-LHD患者(为急性左主干闭塞导致HFrEF相关PH,且为CpcPH)的成功救治经验,除了尽早开通闭塞血管这个最为及时且关键的治疗,HFrEF的规范化药物治疗也起到了举足轻重的作用。HFrEF的规范化药物治疗可帮助减少流入左心房的血流,早期缓解左心房高压,预防及改善组织学上的肺血管重塑和肺血流动力学变化。给予胺碘酮预防心房颤动复发,维持窦性心律有利于左心房功能恢复及心力衰竭的治疗,也可能对于阻止PH的发生、发展起有益作用。

LHD一旦出现PH,预后明显低于无PH的患者,而右心衰竭更是死亡率增加的独立预测因子,是终末期左心疾病的主要死因。PH-LHD实际为左心疾病的进展期甚至终末阶段,尤其CpcPH病情更重,CpcPH与较差的左心房功能和更严重的右心室功能障碍有关。由于PH-LHD尤其是CpcPH发生肺血管重构,人们一直期待应用针对第1类肺动脉高压的靶向药物能治疗PH-LHD。近年来开展的相关临床研究尽管有些在血流动力学方面短期看到了一些有益结果,但中长期结果令人失望,各临床研究结论还存在矛盾,有些研究的结论甚至因为病死率增加而被迫提前终止试验。因此,由于缺乏足够的证据,目前指南没有推荐在第1类肺动脉高压批准应用的肺动脉高压靶向药物在PH-LHD中应用。基于目前相关临床研究的现状,要想获得肺动脉高压靶向药物在PH-LHD安全性及有效性的强力证据,还需要进行长期、多中心、随机化、对照研究。除了肺动脉高压靶向药物在不同PH-LHD亚型中的作用需要深入探索,其他对于PH-LHD有前景的治疗,比如Rho激酶抑制剂、ARNI、经皮肺动脉去神经术(PADN)及针对功能性二尖瓣反流的治疗都值得进一步研究。

目前ARNI已被国内外指南推荐为HFrEF患者的一线用药,然而,尚不明确ARNI对PH-HFrEF的疗效。2019年AHA大会上发布了EVALUATE-HF亚组结果,这是一项前瞻性、多中心、随机、双盲、阳性对照的研究,入选年龄≥50岁、NYHA Ⅰ~Ⅲ级和LVEF≤40%的慢性心力衰竭患者464例。分为ARNI及依那普利两组,治疗12周,研究指标:超声心动图监测肺动脉收缩压(PASP)、NT-proBNP水平及由KCCQ-12评估的健康相关生活质量的变化。研究结果显示,ARNI组对比依那普利组PASP降低、NT-proBNP降低及总体健康相关生活质量提高。鉴于该研究样本量较少,随访时间短,且没有右心导管的资料,故ARNI对PH-HFrEF的疗效仍需要大规模临床研究进一步证实。本例PH-HFrEF患者在右心导管测得PASP达100mmHg时,停用氯沙坦,改为应用ARNI并滴定到最大耐受剂量后,随访5年8个月,PASP降至正常水平,右心大小恢复正常,提示ARNI可能对PH-HFrEF的治疗有益。

小　结

目前,指南没有推荐用于第1类肺动脉高压的肺动脉高压靶向药物在PH-LHD中应用。积极治疗原发左心疾病,早期缓解左心房高压对PH-LHD的治疗很重要。本例PH-LHD患者为急性左主干闭塞导致HFrEF相关PH,病情极为凶险,尽早开通闭塞血管是针对原发左心疾病最为及时且关键的举措。患者病程中肺动脉收缩压高达100mmHg,肺动脉压力的增加与左心房压力的增加不成比例,为CpcPH,给予包括ARNI在内的HFrEF的规范化药物治疗后,可减少流入左心房的血流,早期缓解左心房高压,预防及改善组织学上的肺血管重塑和肺血流动力学变化。针对患者反复发作心房颤动,胺碘酮预防性应用,使患者维持窦性心律,有利于左心房功能恢复及心力衰竭的好转,也可能对于阻止PH的发生、发展起有益作用。本例患者随访达5年8个月显示,患者长期应用ARNI可能对PH-HFrEF的治疗有效。

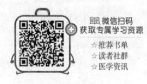

以肺动脉高压危象为表象的急性肺栓塞

---------- 病例介绍 ----------

病史简介

患者女,49岁,因"间断胸闷、憋气4天"入院。

现病史:患者4天前活动后出现胸闷、憋气,伴心悸,无大汗,夜内可平卧,无夜间阵发性呼吸困难及端坐呼吸,无胸痛及肩背部疼痛,无眼前发黑及一过性意识丧失,休息后症状可逐渐减轻。就诊于我院急诊,查肺动脉CTA显示双侧肺动脉栓塞(图11-1)。急诊胸痛三联:cTnI为0.05ng/mL、BNP为904.4ng/L、D-二聚体为2.244mg/L。初诊为急性肺动脉栓塞,予其低分子肝素抗凝治疗后收入院。患者自发病以来精神、睡眠、饮食尚可,二便如常,体重无显著变化。

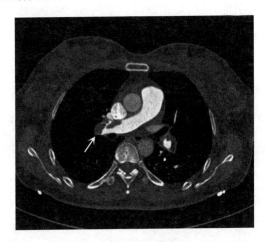

图 11-1 患者急诊肺动脉CTA。

既往史:患者平素身体健康,否认高血压、糖尿病、脑血管疾病、肝炎、结核等病史,无输血史。既往于1年前无明显诱因出现双下肢水肿,以右下肢最为明显。就诊于当地医院,给予利伐沙班等药物治疗(具体不详)。患者用药约1周自觉症状好转后自行停用药物,后未规律复诊。2个月前患者再发右下肢肿胀,自行休息并抬高下肢后,约1周后症状自行消退,遂未进行诊治。12天前于当地医院查双下肢静脉彩超显示左胫后静脉(单支)、左腓静脉(单支)、右腓静脉(双支)血栓,未进行系统治疗。有手术史,20年前进行阑尾切除术。有子宫腺肌症病史数年,1个月前皮下注射醋酸亮丙瑞林缓释微球一次。无过敏史。无外伤史。

个人史:生于当地,久居当地。无疫区、疫水接触史,无特殊化学品及放射线接触史,无禽类及宠物接触史。有吸烟史,吸烟10年,每天3支。无饮酒史。

月经史:14岁月经初潮,月经周期5天,经期28天。

婚育史:已婚,25岁结婚。未育。

家族史:无特殊记载。

体格检查

体温为36.5℃,脉搏为95次/分,呼吸为14次/分,血压为104/79mmHg。

患者神志清晰,全身皮肤无黄染,结膜红润,无肝掌及蜘蛛痣,口唇红润,颈软,颈静脉充盈。双肺呼吸音清,未闻及干湿啰音。心率为95次/分,心律齐,P2>A2,心音有力,三尖瓣听诊区可闻及2/6级收缩期杂音,余瓣膜听诊区未闻及杂音。腹平软,无腹壁静脉曲张及胃肠蠕动波,全腹无明显压痛,无反跳痛,全腹未触及包块,肝脾肋下未及,肝肾区无叩击痛,移动性浊音阴性,肠鸣音正常。双下肢轻度水肿,四肢肌力、肌张力正常。

辅助检查及诊治过程

入院第1天

血气分析:乳酸为1.70mmol/L(↑),pH值为7.434,二氧化碳分压为25.10mmHg(↓),氧分压为93.20mmHg,呼吸指数为114.00%(↑),实际碱剩余为-5.60(↑),肺泡动脉氧分压差为108.90mmHg(↑),标准碱剩余为-7.50(↓),标准碳酸氢盐浓度为19.90mmol/L(↓),吸入氧浓度为33.00%,血氧饱和度为97.90%。

血细胞分析:中性粒细胞百分比为62.60%,白细胞计数为8.7×10⁹/L,淋巴细胞百分比为31.80%,红细胞计数为4.58×10¹²/L,血红蛋白为142g/L,血小板计数为246×10⁹/L。

葡萄糖:5.49mmol/L。

肾功能+电解质:尿素为9.8mmol/L(↑),肌酐为91.1μmol/L,尿酸为746.9μmol/L(↑),二氧化碳结合力为15.4mmol/L(↓),钾为4.5mmol/L,钠为141.2mmol/L,氯为111.2mmol/L(↑),阴离子隙为19.10,CK为74.0U/L,CK-MB为12.00U/L。

入院第1天心电图(图11-2):窦性心律,I导联rS波,V1~V4导联T波倒置。

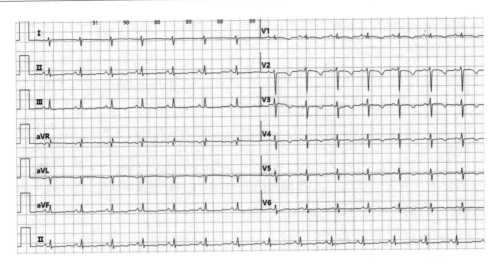

图11-2 患者入院第1天心电图。

入院初步诊断:急性肺栓塞。

入院后给予那曲肝素4000IU,每8小时1次抗凝及对症治疗。

入院第2天

患者症状无明显缓解。

高敏肌钙蛋白I为0.0461ng/mL(↑),NT-proBNP为10 194.4ng/L(↑),D-二聚体为1.80mg/L(↑)。纤维蛋白(原)降解产物(FDP)为4.64μg/mL。

凝血常规正常:凝血酶原时间(凝固法)为14.1秒,凝血酶原百分活动度为85.0%,国际标准化比值为1.10,部分凝血活酶时间(凝固法)为40.8秒,纤维蛋白原(凝固法)为2.65g/L,凝血酶时间(凝固法)为17.7秒,抗凝血酶Ⅲ为97.00%。

尿常规:酮体(+-),余均正常。

肿瘤全项:癌胚抗原<1.73ng/mL,甲胎蛋白为2.13ng/mL,CA125为189.89U/mL(↑),CA153为9.30U/mL,绒毛膜促性腺激素<0.200mIU/mL,β_2-微球蛋白为3166.84μg/L(↑),铁蛋白为120.11ng/mL,鳞状细胞癌抗原为0.21ng/mL,癌抗原72-4<1.50U/mL,非小细胞肺癌相关抗原<0.50ng/mL,神经元特异性烯醇化酶为22.10ng/mL(↑)。

甲状腺功能:TSH为6.22μIU/mL(↑),FT_3为2.77pmol/L,FT_4为21.30pmol/L。

肝功能+血脂+葡萄糖:ALT为115.1U/L(↑),AST为146.3U/L(↑),谷草/谷丙为1.27,TP为55.0g/L(↓),ALB(溴甲酚绿法)为33.3g/L(↓),球蛋白(GLB)为21.7g/L,白球比(A/G)为1.5,TBiL为13.3μmol/L,DBiL为3.3μmol/L,IBiL为10.0μmol/L,ALP为98.00U/L,GGT为66.3U/L(↑),葡萄糖为6.33mmol/L(↑),TC为4.44mmol/L,TG为1.60mmol/L,

HDLc 为 0.67mmol/L(↓)，LDLc 为 3.21mmol/L，动脉粥样硬化指数为 4.79(↑)，极低密度脂蛋白胆固醇为 0.56mmol/L。

电解质：钾为 4.7mmol/L，钠为 140.8mmol/L，氯为 108.5mmol/L，二氧化碳结合力为 11.7mmol/L(↓)，阴离子隙为 25.3mmol/L(↑)。

血气分析：乳酸为 2.0mmol/L(↑)，pH 值为 7.408，二氧化碳分压为 25.50mmHg(↓)，氧分压为 91.90mmHg，吸入氧浓度为 37%，血氧饱和度为 97.8%，呼吸指数为 1.47(↑)，实际碱剩余为 -7.00(↓)，标准碱剩余为 -8.60(↓)，标准碳酸氢盐浓度 18.80mmol/L(↓)，肺泡动脉氧分压差为 139.10mmHg(↑)。

粪常规、血同型半胱氨酸测定、免疫全项、血筛等检查均未见明显异常。

超声心动图：见表 11-1。

表 11-1　患者第 2 天超声心动图检查参数

测量内容	结果	测量内容	结果
左心房内径(mm)	33.5	LVEF	58%
左心室舒张末内径(mm)	32.7	TAPSE(mm)	9.5mm
右心房上下径(mm)	55.4	下腔静脉内径(mm)	16.1mm
右心房左右径(mm)	52	下腔静脉塌陷率	<50%
右心室前壁厚度(mm)	3.6	心包积液	少量
右心室舒张末内径(mm)	29.6	PASP(mmHg)	55
肺动脉内径(mm)	18.6	三尖瓣峰值反流速度(cm/s)	335

超声心动图：左心室后壁后方可见约 2.7mm 的液性暗区，右心室侧壁侧方可见约 9.7mm 的液性暗区。超声提示：右心增大，三尖瓣重度反流，左心室舒张功能下降，右心室收缩功能下降，心包积液(少量)，肺动脉高压。

双下肢静脉血管彩超：右侧胫后静脉、左侧腘静脉管腔扩张，低回声填充，考虑存在双下肢深静脉血栓形成。

入院第 2 天心电图(图 11-3)：窦性心律，I 导联 rS 波，V1~V4 导联 T 波倒置变浅。

给予抗凝治疗后，患者 D-二聚体轻度升高，纤维蛋白(原)降解产物(FDP)正常，症状无明显缓解，考虑患者为慢性肺血栓栓塞急性发作，并存在急性右心衰竭，故继续抗凝治疗，并加用左西孟旦强心、呋塞米利尿纠正右心衰竭。

入院第 3 天

患者症状无明显缓解。

D-二聚体为 0.89mg/L(↑)，纤维蛋白(原)降解产物(FDP)为 2.70μg/mL。

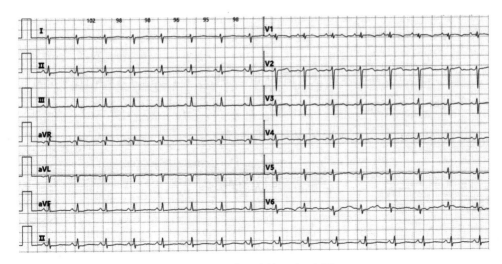

图 11-3 患者入院第2天心电图。

电解质：钾为4.6mmol/L，钠为136.1mmol/L，氯为107.5mmol/L，二氧化碳结合力为16.7mmol/L（↓），阴离子隙为16.5mmol/L。

肝功能：ALT为173.0U/L（↑），AST为158.4U/L（↑），TP为50.2g/L（↓），ALB（溴甲酚绿法）为30.9g/L（↓），GLB为19.3g/L（↓），A/G为1.6，TBiL为13.8μmol/L，DBiL为4.1μmol/L，TBiL为9.7μmol/L，ALP为86.30U/L，GGT为53.5U/L（↑），谷草/谷丙为0.92。

葡萄糖：6.38mmol/L（↑）。

入院第3天复查心电图：与之前相比，无明显变化（图11-4）。

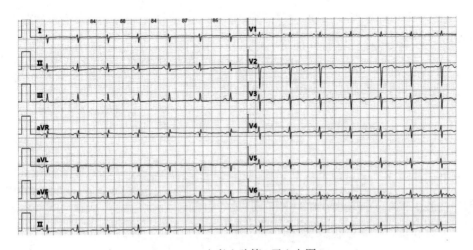

图 11-4 患者入院第3天心电图。

继续给予患者抗凝、左西孟旦、地高辛、呋塞米、螺内酯及补钾治疗。

入院第4天

患者出现经期前剧烈腹痛,给予布桂嗪对症治疗,患者出现月经后腹痛逐渐缓解,但月经出血量较大,故将那曲肝素减量至4000U,每12小时1次。患者喘憋进行性加重,出现明显低氧血症,需要加大氧流量至5L/min,指尖血氧饱和度约为93%。

入院第4天复查超声心动图:见表11-2。

表11-2　患者第4天超声心动图检查参数

测量内容	结果	测量内容	结果
左心房内径(mm)	30.4	LVEF	59%
左心室舒张末内径(mm)	32.4	TAPSE(mm)	9.0
右心房上下径(mm)	53.3	下腔静脉内径(mm)	20
右心房左右径(mm)	50.2	下腔静脉塌陷率	<50%
右心室前壁厚度(mm)	3.6	心包积液	少量
右心室舒张末内径(mm)	35.7	PASP(mmHg)	65
肺动脉内径(mm)	22.2	三尖瓣峰值反流速度(cm/s)	373

超声心动图:左心室后壁后方可见约8.3mm的液性暗区,右心房后外侧壁侧方可见约2.6mm的液性暗区,左心室侧壁侧方可见约4.2mm的液性暗区。超声提示:右心增大,三尖瓣重度反流,左心室舒张功能下降,右心室收缩功能下降,心包积液(少量),肺动脉高压。

入院后给予抗凝、强心、利尿及补钾治疗后,患者D-二聚体很快下降至接近正常水平,纤维蛋白(原)降解产物(FDP)一直为正常水平,心电图无明显动态变化,症状及病情逐渐加重,存在低氧血症进行性加重、乳酸进行性升高、肺动脉压持续升高、呼吸困难逐渐加重,临床已处于严重右心功能不全、肺动脉高压危象,病情危急,需要尽快纠正,但患者暂无法耐受右心导管、肺动脉造影、肺血管介入等有创检查及治疗,为尽快纠正右心功能,给予利奥西呱0.5mg,每日3次,降低肺动脉压及改善肺血管重构治疗。

入院第6天

患者症状减轻。心电图与之前相比,仍无明显变化。见图11-5。

入院第7天

患者对利奥西呱耐受良好,短期加量至2.5mg,每日3次,症状明显好转。

血细胞分析:中性粒细胞百分比为59%,白细胞计数为$6.20×10^9$/L,淋巴细胞百分比为35.10%,红细胞计数为$4.16×10^{12}$/L,血红蛋白为127g/L,血小板计数为$207×10^9$/L。

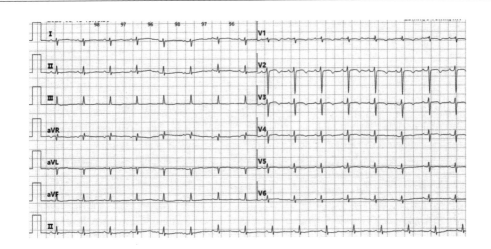

图11-5　入院第6天心电图。

肾功能：肌酐（肌氨酸氧化酶法）为70.1μmol/L，尿酸为512.0μmol/L（↑），尿素为4.8mmol/L。

电解质：钾为4.0mmol/L，钠为132.1mmol/L，氯为99.6mmol/L，二氧化碳结合力为20.9mmol/L（↓），阴离子隙为15.6mmol/L。

肝功能：ALT为134.9U/L（↑），AST为79.0U/L（↑），TP为51.2g/L（↓），ALB（溴甲酚绿法）为31.5g/L（↓），GLB为19.7g/L（↓），A/G为1.6，TBiL为14.5μmol/L，DBiL为4.8μmol/L，IBiL为9.7μmol/L，ALP为91.30U/L，GGT为58.9U/L（↑），谷草/谷丙为0.59。

NT-proBNP为8044.3ng/L（↑）。

入院第12天

患者症状明显缓解。

入院第12天心电图与入院时对比，仍未见明显改变。见图11-6。

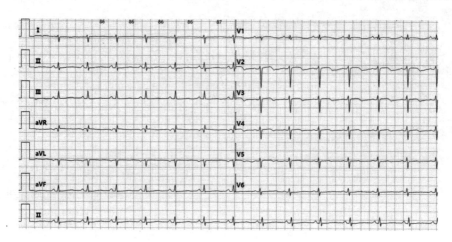

图 11-6　入院第 12 天心电图。

入院第 12 天超声心动图：见表 11-3。

表 11-3　患者第 12 天超声心动图检查参数

测量内容	结果
左心房内径(mm)	34.4
左心室舒张末内径(mm)	30.1
右心室舒张末内径(mm)	29.4
心包积液	少量
TAPSE(mm)	15.9
PASP(mmHg)	77

超声心动图提示：右心增大，三尖瓣重度反流，左心室舒张功能下降，右心室收缩功能下降，心包积液(少量)，肺动脉高压。

住院治疗共 12 天后，患者症状逐渐缓解，病情好转出院。

出院诊断

①急性肺栓塞；②慢性血栓栓塞性肺动脉高压：心脏扩大、三尖瓣重度反流、心功能 Ⅲ级（WHO分级）；③双下肢静脉血栓形成；④阑尾术后；⑤子宫腺肌病。

出院带药

华法林 3.75mg，每日 1 次；利奥西呱 2.5mg，每日 3 次；地高辛 0.125mg，每日 1 次；呋塞米 20mg，每日 1 次；螺内酯 20mg，每日 1 次；氯化钾缓释片 1000mg，每日 3 次。

4 个月后患者再次住院复查

患者症状明显缓解，能胜任日常体力活动。

NT-proBNP 为 127.8ng/L(↑)，cTnI(−)，D-二聚体为 0.44mg/L。

凝血常规：国际标准化比值（INR）为1.8（↑）。

血常规：红细胞计数为3.71×10^{12}/L（↓），血红蛋白为92g/L（↓），中性粒细胞百分比为62.30%，白细胞计数为4.61×10^9/L，淋巴细胞百分比为30.80%，血小板计数为303×10^9/L。

心电图：窦性心律，大致正常心电图。见图11-7。

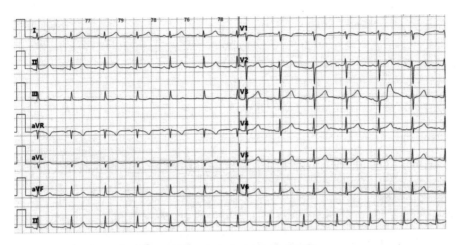

图11-7　患者出院后4个月心电图。

出院4个月复查超声心动图：见表11-4。

表11-4　患者出院4个月超声心动图检查参数

测量内容	结果	测量内容	结果
左心房内径(mm)	33.2	LVEF	70%
左心室舒张末内径(mm)	43.7	TAPSE（mm）	23.9
右心房上下径(mm)	44	下腔静脉内径(mm)	14.57
右心房左右径(mm)	38	下腔静脉塌陷率	>50%
右心室前壁厚度(mm)	2.4	心包积液	无
右心室舒张末内径(mm)	20.5	PASP(mmHg)	28
肺动脉内径(mm)	—	三尖瓣峰值反流速度(cm/s)	266

超声提示：二尖瓣、三尖瓣轻度反流。

患者4次超声心动图比较：见表11-5。

表11-5　患者4次超声心动图变化比较

测量内容	入院2天	入院4天	入院12天	出院4个月
右心房上下径(mm)	55.4	53.3	—	44
右心房左右径(mm)	52	50.2	—	38
左心室舒张末内径(mm)	32.7	32.4	30.1	43.7

（待续）

表11-5(续)

测量内容	入院2天	入院4天	入院12天	出院4个月
右心室舒张末内径(mm)	29.6	35.7	29.4	20.5
右心室前壁厚度(mm)	3.6	3.6	–	2.4
三尖瓣反流速度(m/s)	3.35	3.73	–	2.66
肺动脉收缩压(mmHg)	55	65	77	28
TAPSE(mm)	9.5	9.0	15.9	23.9
下腔静脉宽度(mm)	16.1	20	–	14.57
下腔静脉塌陷率	<50%	<50%	–	>50%
心包积液	少量	少量	少量	无

胸部CT平扫(图11-8A):双肺炎性病变,双肺微小结节影(考虑肺内小淋巴结)、双侧胸膜增厚。

肺动脉CTA(图11-8B):双肺上叶、下叶部分段肺动脉造影剂充盈稍欠均匀,考虑部分慢性肺动脉栓塞。

核素肺灌注(图11-8C):双肺多发血流灌注减低,右肺上叶尖段、后段;左肺上叶尖

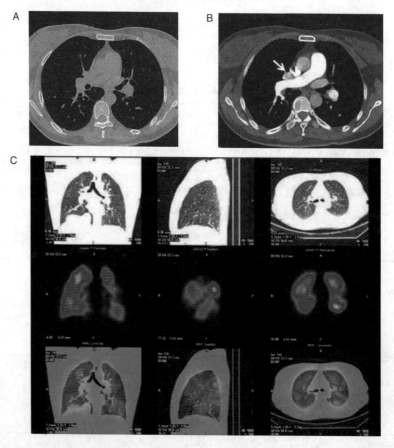

图11-8　患者出院后4个月复查。(A)患者胸部CT;(B)患者肺动脉CTA;(C)患者核素肺灌注。

后段、上舌段、下叶内前基底段、外基底段、后基底段可见造影剂分布稀疏/缺损影。

下肢静脉超声：双下肢静脉通畅。

6分钟步行距离：322m。

心肺运动试验：无肺通气和限制型功能障碍，弥散功能轻度减低，运动耐量轻度降低，PeakVO$_2$占预计值百分比为62%，VE/VCO$_2$斜率为50.2。

睡眠监测：轻度睡眠呼吸暂停低通气。

右心导管：导管未达异常路径；右心房压为6/6/3mmHg，右心室压为32/3/5mmHg，肺动脉压为32/13/19mmHg，PAWP为12/7/8mmHg，心指数为3.11L/(min·m^2)，肺血管阻力为2.20WU，混合静脉血氧饱和度为66.4%，血红蛋白为92g/L。

结合上述检查，患者肺动脉压正常，但仍存在双肺多发血流灌注减低及心功能不全，建议酌情行肺动脉球囊扩张术(BPA)，患者拒绝，故嘱继续服用华法林、利奥西呱、呋塞米、螺内酯、地高辛、氯化钾等药物治疗，并嘱患者长期随访。

讨论与病例分析

肺栓塞(PE)是内源性或外源性栓子阻塞肺动脉引起肺循环障碍的临床和病理生理综合征，包括肺血栓栓塞症(PTE)、脂肪栓塞综合征、羊水栓塞、空气栓塞、肿瘤栓塞等。引起PE的栓子是来自静脉系统或右心的血栓，占肺栓塞的绝大多数，是最常见的肺栓塞类型，通常所称的PE即指PTE。深静脉血栓形成(DVT)是引起PTE的主要血栓来源，DVT多发于下肢或者骨盆深静脉，PTE与DVT在发病机制上存在相互关联，是同一种疾病在不同部位、不同阶段的两种临床表现形式。因此统称为静脉血栓栓塞症(VTE)。

以VTE为表现的静脉系统血栓和以急性心肌梗死为表现的动脉系统血栓，在血栓形成的速度及数量上是截然不同的。以急性心肌梗死为代表的动脉系统血栓，由于动脉系统是高流量和高压力系统，动脉中的血栓常常是短期内形成的新鲜血栓。当动脉血栓停留在某些地方阻挡血流，会引起突发症状，起病急骤，如急性心肌梗死、脑梗死。由于动脉血栓是短时间一次性形成的新鲜血栓，数量相对并不大，溶栓和介入治疗效果好。以VTE为代表的静脉系统血栓，由于血液瘀滞、高凝状态、血管内皮损伤等原因，在低流量和低压力系统中的静脉血栓，常从血管壁开始缓慢且反复形成，血栓形成初期不会影响循环而出现突发症状。当静脉系统缓慢形成大量血栓后，才会影响循环并出现明显症状而就诊，此时静脉血栓数量比动脉血栓要大数千倍，且经常是慢性机化血栓和急性新鲜血栓等不同时期的血栓同时堆积在一起,故溶栓效果欠佳,其介入治疗亦处于起步阶段。

　　静脉血栓栓塞疾病中 DVT 通常不致命,但肺栓塞是目前常见的三大致死性心血管疾病之一,具有高发生率、高致残率和高死亡率的特点。肺栓塞临床表现多样,缺乏特异性,容易导致诊断困难,出现漏诊和误诊现象。肺栓塞可有猝死型、急性肺源性心脏病型、肺梗死型、慢性栓塞性肺疾病或肺动脉高压型等多种临床表型。肺栓塞的这些不同临床表现主要取决于栓子的大小、数量、持续时间、栓塞的部位及患者是否存在心肺等器官的基础疾病。较小栓子可能无任何临床症状为临床隐匿性肺栓塞,临床不能做出诊断。较大栓子可引起呼吸困难、发绀、昏厥、猝死等症状,临床可诊断。急性肺栓塞需与急性冠脉综合征、急性主动脉夹层、肺炎、胸腔积液、晕厥、休克、慢性肺血栓栓塞症、慢性血栓栓塞性肺动脉高压相鉴别诊断。在临床诊断意识及现代影像诊断技术不断提高的背景下,急性肺栓塞与急性冠脉综合征、急性主动脉夹层、肺炎、胸腔积液、晕厥、休克等鉴别诊断,基层医生已逐渐熟练掌握,常不易混淆。但急性肺栓塞与慢性肺血栓栓塞症的鉴别诊断,在临床实践中常常未给予足够重视,相应治疗亦存在严重误区。急性肺栓塞部分栓子未溶解而被机化,血栓或机化组织引起机械性梗阻,从而出现慢性肺血栓栓塞症。慢性肺血栓栓塞症病理改变除了存在机械性阻塞,还包括肺血管重构,发生肺血管重构的原因是阻塞部位的肺动脉,因为有支气管动脉-肺动脉侧支形成,使该部位血流和压力增加,内皮细胞剪切力增加。肺动脉血流受阻,还可导致血流重新分配到非阻塞肺动脉,导致非阻塞肺动脉血流量升高,压力升高,内皮细胞剪切力亦增加,从而出现肺血管重构。慢性肺血栓栓塞症未出现肺动脉高压时称为慢性血栓栓塞性肺疾病(CTED),出现肺动脉高压,称为慢性血栓栓塞性肺动脉高压(CTEPH)。

　　急性肺栓塞与慢性肺血栓栓塞症临床上的确难以鉴别,通常认为急性肺栓塞血栓较新鲜,慢性肺血栓栓塞症多存在机化血栓。但如前所述,静脉系统血栓形成和栓子脱落的时间大多不是一次性的,常常是机化血栓与新鲜血栓共同存在,故实际在肺栓塞发病病程上急性和慢性很难准确界定,并不能像心肌梗死那样可明确区分出急性心肌梗死和陈旧心肌梗死。也有学者将肺栓塞按发病时间分为急性肺栓塞,即发病时间在14天以内,通常认为是新鲜血栓堵塞了肺动脉;亚急性肺栓塞为发病时间超过14天,不足3个月;慢性肺栓塞为发病时间超过3个月,认为此时肺动脉内血栓已经被机化。但实际单纯按发病时间是无法准确区分肺栓塞的血栓新鲜和机化程度的不同,故急性、亚急性及慢性肺栓塞的诊断在临床工作实践中较为困难,也常常是被忽视的,许多亚急性甚至慢性肺血栓栓塞症被误认为急性肺栓塞,这对于后续治疗是非常不利的。

　　急性肺栓塞与慢性肺栓塞除了血栓新鲜和机化程度的不同,右心室的变化也不同。急性肺栓塞右心室急性扩张,慢性肺栓塞右心室表现为慢性右心室壁增厚,这些区别决定了急性肺栓塞与慢性肺栓塞患者临床表现各异。急性肺栓塞由于血栓新鲜易被溶解,常常具有D-二聚体、纤维蛋白(原)降解产物(FDP)、心电图、超声心动图和肺动脉CTA多样性动态变化的特点,而慢性肺栓塞由于血栓机化难以溶解,且常伴有肺血管重构,短期内D-二聚体、FDP、心电图和超声心动图无明显动态变化。

　　依据上述肺栓塞发病机制和自然病程演变的特点,可尝试应用D-二聚体、纤维蛋白(原)降解产物(FDP)、心电图、超声心动图和肺动脉CTA来鉴别急性肺栓塞与慢性肺栓塞,并指导精准治疗。

　　FDP是纤维蛋白或纤维蛋白原被纤溶酶分解后产生的降解产物的总称,纤维蛋白比纤维蛋白原更容易受纤溶酶的作用,故FDP大部分是纤维蛋白的降解产物。血浆D-二聚体是纤维蛋白被纤溶酶分解后产生的可溶性降解产物,故D-二聚体是FDP中的一小部分。生成FDP的底物既可以是纤维蛋白,也可以是纤维蛋白原,所以FDP升高反映纤溶活性的总体水平,既能反映原发性纤溶亢进,又能反映继发性纤溶亢进。而生成D-二聚体的底物仅仅是纤维蛋白,所以作为血栓溶解的产物,血浆D-二聚体升高可反映凝血系统激活和继发性纤溶亢进。FDP和D-二聚体联合检测,可帮助鉴别原发性纤溶亢进还是继发性纤溶亢进。原发性纤溶亢进临床上较为罕见,其病因多为遗传性纤溶系统缺陷症,是纤维蛋白原异常降解所致,此时纤溶活性亢进,凝血功能基本正常,表现为FDP升高,但D-二聚体不升高。治疗给予抗纤溶药物如6-氨基己酸和氨甲环酸,并同时补充纤维蛋白原。继发性纤溶亢进临床常见,是在急性大量血栓形成后纤溶活性升高,先有凝血系统激活生成凝血酶,后有纤溶系统激活,导致纤维蛋白(血栓)溶解,此时FDP和D-二聚体同时升高,且FDP的数值通常为D-二聚体的5~10倍。FDP和D-二聚体升高水平与血栓负荷相关,FDP和D二聚体升高水平越高,血栓负荷越高,继发性纤溶亢进需要给予抗凝和溶栓治疗。

　　FDP和D-二聚体联合检测还可提高诊断的准确性及效率。因D-二聚体片段质量大小相差悬殊,临床检测时常有假阳性发生,D-二聚体对急性血栓性疾病诊断的阴性预测价值较高,阳性预测价值较低,联合FDP检测可排除一部分D-二聚体的假阳性。若FDP与D-二聚体的数值比在5以下,甚至D-二聚体大于FDP时,则D-二聚体为假性升高。

由于急性血栓形成后继发纤溶亢进，FDP与D-二聚体均升高，临床推荐FDP和D-二聚体联合检测，筛查VTE新形成的血栓，预测血栓复发风险，动态定量检测FDP和D-二聚体水平，还可用于VTE血栓治疗性评价，指导抗凝治疗疗程。FDP和D-二聚体阴性基本可排除急性血栓的可能性。FDP和D-二聚体定量升高，可帮助判断是新鲜血栓还是陈旧血栓，陈旧血栓FDP和D-二聚体定量不高，新鲜血栓FDP和D-二聚体定量水平同时升高，且随着发病时长增加，FDP和D-二聚体水平逐渐回落。FDP和D-二聚体可动态监测血栓形成。一过性高凝或者小量血栓的形成，FDP和D-二聚体会轻度升高后迅速下降。当有持续性新鲜血栓形成时，FDP和D-二聚体会持续性升高。

在抗栓治疗过程中，也要动态定量检测FDP和D-二聚体水平，如果FDP和D-二聚体水平逐渐降低，说明抗栓治疗有效，若FDP和D-二聚体水平下降缓慢或继续升高，说明抗栓疗效不理想，体内血栓形成未被有效控制，血栓未被溶解，还持续有新的血栓形成。已正常的FDP和D-二聚体水平重新再升高，说明血栓再发。如果D-二聚体水平升高，给予溶栓抗栓治疗后D-二聚体水平迅速降至正常范围，说明仅有少量新鲜血栓，大部分为机化的陈旧血栓，溶栓效果不佳，需要继续抗凝及加用针对陈旧血栓病理状态的治疗。

心电图是由于急性肺动脉栓塞引起急性右心扩张的表现，对于急性肺栓塞诊断无特异性，但急性肺栓塞由于血流动力学变化较为快速，心电图常常具有短期内多变性的特点，心电图多变性的特点在发病后即刻开始出现。动态观察心电图，可帮助判断急性肺栓塞病情是否恶化或者改善。抗栓治疗有效，心电图很快会随血流动力学改善而变化，可完全正常，也可遗留一些图形改变，如心率减慢、QRS电轴左移、S1变浅、Q3T3好转、Q3变小、变窄或消失，右束支传导阻滞消失，SV1加深，顺时针转位减轻或消失，胸前导联T波倒置加深，少数倒置变浅或转为直立。而慢性肺栓塞由于血流动力学短期内变化不显著，心电图可见右心室肥厚、肺性P波、右束支传导阻滞，且短期内无动态演变。

超声心动图对肺栓塞亦有重要价值，对于急性肺栓塞可判断是否存在右心扩张、右心功能不全，进行急性肺栓塞的风险分层，随着血流动力学变化，超声心动图常可动态观察急性肺栓塞短期内右心功能的恶化及改善。慢性肺栓塞短期内一般变化并不显著。

CT肺动脉造影对于急性肺栓塞与慢性肺血栓栓塞症也有很大帮助，急性肺栓塞的充盈缺损影像也随病情演变及抗栓治疗后出现动态演变，但CT肺动脉造影由于便捷性、可及性及安全性问题，临床并不常用于反复床旁动态检测。

本例患者入院时NT-proBNP明显升高达10 194.4ng/L，超声心动图显示右心明显扩大，三尖瓣重度反流，肺动脉收缩压（PASP）为55mmHg，心包积液（少量），TAPSE明显降低（9mm）；肺动脉CTA显示大块肺动脉充盈缺损，D-二聚体轻微升高（1.80mg/L），FDP正常（4.64μg/mL）。给予抗凝治疗后，D-二聚体迅速恢复近正常水平（0.89mg/L），FDP一直正常，但心电图始终没有明显动态演变，且患者呼吸困难、低氧血症、乳酸升高等临床情况进展迅速，超声心动图显示肺动脉收缩压进行性升高，右心功能进行性恶化，提示出现肺动脉高压危象。这时治疗需要启动急性肺栓塞静脉溶栓或者进行导管介入溶栓、肺动脉球囊扩张治疗吗？经分析，患者反复发生DVT，且一直没有进行规范抗凝治疗，入院后FDP始终正常，随着D-二聚体迅速恢复近正常水平，症状并没有好转，反而病情迅速恶化，心电图始终没有明显动态演变，超声心动图显示右心明显扩大，三尖瓣重度反流，肺动脉压进行性升高，心包积液（少量），TAPSE继续减低，血气分析显示乳酸水平进行性升高，低氧血症，判断患者体内仅有少量新鲜血栓，大多为不同时期的机化血栓，为慢性肺血栓栓塞症急性再发，此时溶栓治疗效果差，不考虑静脉或导管溶栓治疗。评估患者存在肺动脉高压危象，严重右心功能不全，无法耐受右心导管、肺动脉造影、肺动脉介入等有创检查及治疗，为尽快纠正右心功能，在抗凝、强心、利尿、补钾的基础上，紧急给予利奥西呱0.5mg，每日3次，以降低肺动脉压、改善肺血管重构治疗。患者对利奥西呱耐受良好，利奥西呱短期加量至2.5mg，每日3次。经上述治疗，患者病情迅速缓解，呼吸困难、低氧血症、右心功能等明显改善。继续观察心电图，短期内仍一直没有动态改变。

治疗4个月后复查，患者NT-proBNP下降至127.8ng/L，D-二聚体正常，血常规提示贫血（红细胞计数为3.71×10^{12}/L，血红蛋白为92.00g/L），心电图及超声心动图恢复正常，右心导管肺动脉压正常（平均肺动脉压为19mmHg），肺血管阻力轻度升高（2.2WU），混合静脉血氧饱和度降低（66.4%）。肺灌注双肺多发血流灌注减低：右肺上叶尖段、后段；左肺上叶尖后段、上舌段、下叶内前基底段、外基底段、后基底段可见造影剂分布稀疏/缺损影。肺动脉CTA：双肺上叶、下叶部分段肺动脉造影剂充盈稍欠均匀。心肺运动试验显示PeakVO$_2$占预计值百分比为62%，VE/VCO$_2$斜率为50.2，提示患者仍存在慢性血栓栓塞性肺血管疾病，建议继续原有利奥西呱等药物治疗，可酌情进行肺动脉球囊扩张术（BPA）治疗。

本例患者特点是因为初始确诊DVT后未规律抗凝，治疗不规范，导致后面经历了DVT—PE—CTED/CTEPH全事件链。在这个全事件链的不同阶段，患者到底是急性肺栓塞，还是CTED/CTEPH，需要进行精准评估，这决定了后续不同的治疗策略。急性肺栓塞治疗策略是通过抗凝和溶栓以去除新鲜血栓使肺动脉再通，改善右心功能，同时要预防新的血栓形成及血栓延伸进展为慢性肺栓塞。而慢性肺栓塞对于陈旧机化血栓，溶栓及抗凝药物效果不佳,需要进行肺动脉血栓内膜切除术或肺动脉球囊扩张术,还要给予降低肺动脉压,改善肺血管重构、心功能治疗等,所以鉴别急性肺栓塞还是CTED/CTEPH对患者的预后至关重要,需要仔细考量。

本例患者也展示了利奥西呱这个目前唯一有CTEPH适应证的靶向药物在DVT—PE—CTED/CTEPH全事件链中的治疗价值。本例患者为慢性肺血栓栓塞症急性发作,并出现严重的右心功能不全,肺动脉高压危象,无法耐受右心导管、肺动脉造影及肺动脉球囊扩张等有创检查及治疗,及时应用利奥西呱等药物治疗,取得很好的救治效果。

------------------ 小　结 ------------------

● 急性DVT及肺栓塞的患者要规范抗凝,定期随访。切忌轻易停抗凝药,应严格掌握停药的适应证。

● 要提高急性肺栓塞及慢性肺栓塞鉴别诊断的意识。由于VTE患者抗凝不规范,随意停药,可出现新的血栓形成,继而出现慢性血栓机化和肺微血管病变导致CTED/CTEPH的发生、发展,其临床表现类型各异,常会面临慢性肺血栓栓塞急性加重,甚至出现以肺动脉高压危象为表象的急性肺栓塞情况,此时要仔细鉴别,可联合临床表现、D-二聚体、FDP、心电图、超声心动图、肺动脉CTA等综合分析甄别。

● VTE要针对患者不同病变时期给予相应的治疗策略。

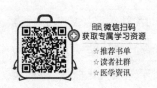

妊娠期肺动脉高压的救治与管理

--------------------------------- 病例介绍 ---------------------------------

【第1次住院】

病史简介

患者女,26岁,因"孕33周+3天,发现肺动脉高压7月余,肺动脉压明显升高3周余"入院。

现病史:患者已怀孕33周+3天,幼时因法洛四联症于外院进行过心脏手术,术后身体恢复良好,无任何不适,能胜任日常体力活动。孕前能正常学习、生活。孕8周时于当地三甲医院检查超声心动图显示左心室射血分数(LVEF)为60%,肺动脉收缩压(PASP)为34mmHg,肺动脉瓣术后改变,肺动脉瓣狭窄(轻度),肺动脉瓣反流(重度),主肺动脉增宽,左心房、右心增大,右心室壁增厚。查BNP无异常。患者无不适,后未再规律复查超声心动图。孕12周+6天建册,血压为98/62mmHg,血尿常规、肝肾功能均无异常。定期产检,血压波动于96~107/55~64mmHg。孕25周感染新冠病毒(抗原证实为阳性),已自愈。孕30周+1天转诊我院产科,患者仍无不适,于我院门诊查超声心动图(表12-1):LVEF为50%,PASP为65mmHg,先天性心脏病术后,左心房、右心增大,右心室肥厚,三尖瓣中度反流,肺动脉瓣轻度狭窄伴重度反流,左心室舒张功能下降,右心室收缩功能下降,肺动脉扩张,提示肺动脉高压。查NT-proBNP为662.9pg/mL,双下肢深静脉B超未见异常。建议患者服用西地那非治疗肺动脉高压,患者及家属拒绝。孕32周+1天患者开始同意应用西地那非20mg(每日3次口服)治疗肺动脉高压,孕32周+1天查NT-proBNP为114.5pg/mL。服药后患者自觉呼吸较之前顺畅,睡眠好转,血压波动于122~134/62~74mmHg,动态评估病情,常规产检及化验无明显异常,无明显不适主诉。孕33周+3天复查产科情况平稳,未诉不适。我院门诊查超声心动图提示肺动脉压轻微升高,右心室较之前增大(表12-1),于33周+3天入院诊治,平素睡眠稍差,孕期增重13kg。

表12-1 患者孕期超声心动图变化

测量内容	孕30周+1	孕33周+3
左心房前后径(mm)	45.5	43
左心室舒张末内径(mm)	44	41
左心室射血分数	50%	50%
右心房上下径(mm)	55.6	60
右心房左右径(mm)	60	55
右心室舒张末内径(mm)	34.9	39.4
右心室前壁厚度(mm)	8.3	6.2
三尖瓣反流峰值速度(cm/s)	371	373
肺动脉收缩压(mmHg)	65	66
TAPSE(mm)	13.6	11
下腔静脉宽度(mm)	22	19.8
下腔静脉塌陷率	<50%	<50%

既往史：健康，否认肝炎、结核等传染病病史，否认高血压、糖尿病等慢性病病史，否认外伤史，幼时因法洛四联症于外院进行过心脏手术，术中有输血史，否认食物、药物过敏史，预防接种史不详。

个人史、婚育史及家族史：无吸烟及饮酒史。孕2产0，自然受孕，既往生化妊娠一次，家族无先天性心脏病史。

体格检查

体温为36.5℃，脉搏为77次/分，呼吸为20次/分，血压为110/65mmHg。身高为167cm，体重为82kg，SPO_2为97%（未吸氧）。

患者神志清晰，自主体位，无龋齿及皮疹，皮肤无明显苍白及黄染，口唇无发绀，无明显颈静脉无怒张。双肺呼吸音粗，未闻及明显干湿啰音。心率为77次/分，心律齐。腹平软，无压痛，肝脾肋下未及。双下肢不肿，无杵状指(趾)。

辅助检查

血常规：白细胞计数为$7.08×10^9$/L，中性粒细胞百分比为67.9%，血红蛋白为116g/L，血小板计数为$163×10^9$/L。

肌钙蛋白-I(TnI)为0.0085ng/mL，D-二聚体为0.32mg/L，NT-ProBNP为85.3pg/mL。

凝血功能：INR为1.09，FIB为2.81g/L。

电解质：钠为136.9mmol/L，钾为3.8mmol/L，氯为105.4mmol/L，二氧化碳结合力为23.2mmol/L。

葡萄糖:4.01mmol/L。

肝功能:ALT为8.0U/L,AST为12.2U/L,TBiL为9.0U/L,IBiL为8.6U/L,ALB为37.5g/L(↓)。

肾功能:肌酐为46.9μmol/L,尿素氮为2.5mmol/L,尿酸为348.9μmol/L(↑)。

心电图:窦性心律,不完全性右束支传导阻滞,电轴右偏,见图12-1。

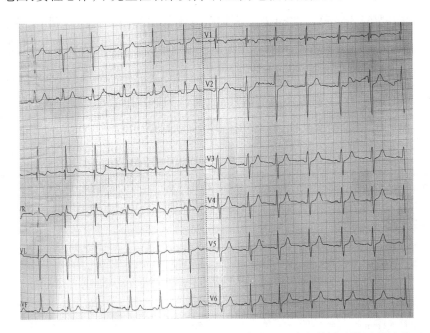

图12-1　第1次入院心电图显示窦性心律,不完全性右束支传导阻滞,电轴右偏。

腹部彩超:肝静脉增宽,下腔静脉增宽。

双下肢静脉超声:双下肢深静脉血流通畅。

第1次入院初步诊断

①孕2产0,孕33周+3天;②左枕前位;③肺动脉高压(中度),不完全右束支传导阻滞,心功能Ⅱ级(WHO分级);④法洛四联症术后。

第1次住院诊治经过

监测生命体征、胎心胎动及胎儿生长发育情况;餐后2小时血糖为6.7~10.2mmol/L,追加诊断妊娠期糖尿病(GDM),予糖尿病饮食并监测血糖情况。

间断吸氧、持续心电监护,记出入量;避免剧烈活动、保持二便通畅;加强下肢主动活动,预防静脉血栓栓塞症(VTE);予患者地塞米松促胎肺成熟;建议加用曲前列尼尔降肺动脉压治疗。孕33周+4天于左肩三角肌埋置曲前列尼尔皮下注射泵,起始剂量1.25ng/

(kg·min),耐受良好,每日逐渐加量。孕33周+6天患者夜间轻微呼吸困难,吸氧并坐起后缓解,查NT-proBNP升高,达1019pg/mL,持续将曲前列尼尔加量,联合呋塞米利尿、氯化钾补钾治疗。孕34周复查NT-proBNP为795.6pg/mL。复查超声心动图(表12-2):先天性心脏病术后,左心房、右心增大,右心室肥厚,三尖瓣中度反流,肺动脉瓣轻度狭窄伴重度反流,左心室舒张功能下降,右心室收缩功能下降,肺动脉扩张,肺动脉高压。孕34周+4天复查NT-proBNP为65.8pg/mL。孕34周+5天加用地高辛0.125mg,每日1次口服,考虑肺动脉高压有所控制,心功能有所改善,可在严密监测下适当延长孕周。患者要求自行出院回家休养,继续将曲前列尼尔加量,联合地高辛0.125mg(每日1次)强心、呋塞米20mg(每日1次)利尿、氯化钾1g(每日3次)补钾及西地那非20mg(每日3次)口服治疗。嘱患者出院后每周孕检,动态监测血尿常规、凝血功能、肝肾功能、电解质、超声心动图、BNP等。

表12-2 患者孕期超声心动图变化

测量内容	孕34周	孕35周+4天
左心房前后径(mm)	42.8	46.8
左心室舒张末内径(mm)	43	42.7
左心室射血分数	50%	51%
右心房上下径(mm)	60.3	62.2
右心房左右径(mm)	51.7	49.6
右心室舒张末内径(mm)	41.9	43
右心室前壁厚度(mm)	5.9	5.4
三尖瓣反流峰值速度(cm/s)	369	436
肺动脉收缩压(mmHg)	59	76
TAPSE(mm)	13.6	14.6
下腔静脉宽度(mm)	15.3	–
下腔静脉塌陷率	>50%	–

【第2次住院】

病史简介

患者女,26岁,因"孕36周+3天,发现中度肺动脉高压7周余"入院。

现病史:患者自上次出院以来,坚持服用地高辛0.125mg(每日1次)、呋塞米20mg(每日1次)、氯化钾1g(每日3次)、西地那非20mg(每日3次)及曲前列尼尔皮下泵入治疗。出院后坚持孕检,于孕34周+6天曲前列尼尔皮下泵入剂量加至20ng/(kg·min)(后因经济原因,一直维持此剂量,未再加量),患者无明显不适。孕35周+1天患者出现高热、咳嗽、咳痰、咽痛,无胸闷、胸痛、心悸及头晕等不适。化验提示甲型流感病毒感染,查

NT-proBNP升高达595.4ng/L。予奥司他韦75mg(每日1次)、氨溴索30mg(每日2次)口服治疗,5天后症状好转。孕35周+4天超声心动图(表12-2):先天性心脏病术后,左心房、右心增大,右心室肥厚,三尖瓣中度反流,肺动脉瓣轻度狭窄伴重度反流,左心室舒张功能下降,右心室收缩功能下降,肺动脉扩张,心包积液(少量),肺动脉高压。孕36周+1天的NT-proBNP为512.2pg/mL,现孕36周+3天,偶有咳嗽、轻微咽痛,无明显咳痰、胸闷、胸痛、心悸、头晕等不适,无见红、阴道流液等,为进一步诊治入院。近期患者睡眠较孕前好转,体重增加约11kg。

体格检查

体温为36.9℃,脉搏为82次/分,呼吸为20次/分,血压为116/64mmHg。身高为166cm,体重为80.01kg,BMI为28.68kg/m²,SPO_2为97%(未吸氧)。

患者神志清晰,自主体位,无龋齿及皮疹,皮肤无明显苍白及黄染,口唇无发绀,无明显颈静脉怒张。双肺呼吸音粗,未闻及明显干湿啰音。心率为82次/分,心律齐,腹平软,无压痛,肝脾肋下未及。双下肢不肿,无杵状指(趾)。

妊娠腹如孕9个多月大小,胎心监护NST反应型(指胎心监护结果正常,胎儿在宫内情况较好,无明显缺氧表现)。产科超声:BPD、AC等胎儿体格测量指标符合孕龄。

辅助检查

血常规:白细胞计数为6.52×10⁹/L,中性粒细胞百分比64.9%,血红蛋白为123g/L,血小板计数为233×10⁹/L。

D-二聚体为0.47mg/L,NT-ProBNP为130.9pg/mL(↑)。

凝血功能:INR为1.08,FIB为3.09g/L。

电解质:钠为137.1mmol/L,钾为4.1mmol/L,氯为106.4mmol/L,二氧化碳结合力为22.1mmol/L。

葡萄糖:4.77mmol/L。

肝功能:ALT为8.5U/L,AST为12.4U/L,TBiL为9.4U/L,IBiL为8.8U/L,ALB为36.5g/L(↓)。

肾功能:肌酐为64.2μmol/L,尿素氮为3.6mmol/L,尿酸为529.2μmol/L(↑)。

尿常规:未见异常。

第2次入院初步诊断

①孕2产0,孕36周+3天;②LOA;③肺动脉高压(中度);④心功能Ⅱ级(WHO分级);⑤妊娠期糖尿病;⑥法洛四联症术后;⑦妊娠期甲型流感病史。

第2次住院诊治经过

入院后继续给予地高辛0.125mg,每日1次;呋塞米20mg,每日1次;氯化钾1g,每日3次;西地那非20mg,每日3次及曲前列尼尔20ng/(kg·min)皮下泵入治疗。患者无不适,精神、饮食及睡眠状态良好。入院后进行多学科讨论,考虑患者虽然肺动脉高压病情有所改善,但患者有基础心脏疾病,随孕周的增加,患者血流动力学及心脏负荷也逐渐增重,权衡利弊后,考虑孕37周剖宫产终止妊娠可能对母婴较为安全。于孕37周因肺动脉高压(中度)、心功能Ⅱ级及法洛四联症术后在腰硬联合麻醉下进行剖宫产术。女活婴Apgar 9分(肤色-1),体重为3050g,手术顺利,出血为400mL,术毕安返。剖宫产后1天复查NT-proBNP为800.9pg/mL(↑),开始加用螺内酯20mg,每日1次。剖宫产后3天复查NT-proBNP为290.4pg/mL,开始加用马昔腾坦10mg,每日1次,降低肺动脉压。

产妇结局:剖宫产后患者无不适。液体限速限量,继续强心、利尿、补钾、降肺动脉压、抗生素等治疗,加用螺内酯20mg(每日1次)、马昔腾坦10mg(每日1次)口服;术后24小时低分子肝素预防性抗凝;回奶。术后3天体温、血常规、C反应蛋白正常,恢复良好,停用抗生素;术后4天出院。嘱患者出院后规律到肺动脉高压专科复查,并继续完善肺动脉高压规范化诊疗。

新生儿结局:脐动脉血气pH值为7.263(↓),PCO_2为43.6mmHg,PO_2为43.6mmHg(↓),乳酸为3.3mmol/L(↑)。气促、呼吸困难,完善胸部X线检查考虑新生儿湿肺,予无创呼吸机辅助通气。降钙素原(PCT)高于正常,予青霉素联合头孢呋辛抗感染,症状好转。超声心动图:房间隔缺损(继发孔中央型,4mm),三尖瓣轻度反流,生后9天出院。

【出院后门诊复查】

患者剖宫产后病情平稳,恢复良好,无特殊不适。因经济原因,患者于剖宫产后半个月开始自行逐渐减少曲前列尼尔剂量,约产后1个月完全停用。仍继续口服地高辛0.125mg,每日1次;呋塞米20mg,每日1次;氯化钾1g,每日3次;西地那非20mg,每日3次;螺内酯20mg,每日1次;马昔腾坦10mg,每日1次。

剖宫产后40天:NT-proBNP为99.1pg/mL。

剖宫产后40天超声心动图(表12-3):先天性心脏病术后,左心房、右心增大,右心室肥厚,三尖瓣轻中度反流,肺动脉瓣中度反流,左心室舒张功能下降,右心室收缩功能下降,肺动脉扩张,心包积液(微量),肺动脉高压。

表12-3　剖宫产后40天超声心动图检查参数

测量内容	结果	测量内容	结果
左心房前后径(mm)	43.6	右心室前壁厚度(mm)	5.1
左心室舒张末内径(mm)	48.4	三尖瓣反流峰值速度(cm/s)	391
左心室射血分数	51%	肺动脉收缩压(mmHg)	61
右心房上下径(mm)	58.4	TAPSE(mm)	14
右心房左右径(mm)	48.7	下腔静脉宽度(mm)	18.5
右心室舒张末内径(mm)	33.7	下腔静脉塌陷率	>50%

讨论与病例分析

本例为先天性心脏病患者,幼时做法洛四联症矫正术后,术后身体恢复良好,无任何不适,能胜任日常体力活动。孕前能正常学习、生活。孕8周时于当地三甲医院检查超声心动图显示肺动脉收缩压(PASP)为34mmHg,查BNP无异常。后未再进行系统诊治,患者无不适。于孕30周+1天于我院产科孕检时检查超声心动图发现肺动脉高压(PASP为65mmHg),遂于我院肺动脉高压门诊就诊。此时肺动脉高压专科医生面临的问题是:该患者需要终止妊娠吗？何时终止妊娠最安全？如何帮助患者安全度过围产期？

为了科学地回答这些问题,首先回顾一下正常妊娠期孕妇血容量及血流动力学的变化。孕6~10周开始血容量增加,于孕32~34周达高峰,较孕前增加40%~50%,即血容量从平均4000mL增加至5800mL。于产后6周恢复至孕前水平。因妊娠期出现血容量增加、代谢需要增加、内分泌改变、子宫胎盘动静脉短路形成等原因,自孕10~12周起孕妇心排血量增加,在孕20~24周达高峰,可增加30%~50%,妊娠终末逐渐恢复或接近正常。本例患者发现肺动脉高压时间为孕30周+1天,因为当时患者心功能相对良好,无任何不适,建议患者继续妊娠,应用西地那非联合曲前列尼尔治疗,以应对孕期不断增加的心脏负荷。患者于孕32周+1天同意加用西地那非20mg,每日3次口服治疗,并于孕33周+4天同意加用曲前列尼尔皮下泵入,起始剂量1.25ng/(kg·min),联合呋塞米利尿、氯化钾补钾治疗。孕33周+6天患者夜间轻微呼吸困难,吸氧并坐起后缓解,复查NT-proBNP升高达1019pg/mL,提示患者已出现轻微心功能不全的表现,涉及母婴安全,这时医生再次面临是否需要立即终止患者妊娠的挑战。

本例再次选择了建议患者继续妊娠,原因是患者发现肺动脉高压的时间较晚,同意西地那非联合曲前列尼尔治疗亦较晚,孕32周+1天同意加用西地那非20mg,每日3次口服治疗,于孕33周+4天同意加用曲前列尼尔。患者孕早中期心功能一直较好,于33周+

6天时开始出现轻微心功能不全表现,此时曲前列尼尔治疗仅仅皮下应用2天,并没有达到治疗剂量,且患者妊娠已经处于接近孕34周,血容量已达最高点,如果继续妊娠,面临的心脏负荷及风险也已处于顶峰,在患者心功能相对还好的前提下,继续妊娠确实会有利于胎儿生长。权衡利弊,不考虑终止妊娠。给予患者持续快速加大曲前列尼尔剂量,因患者耐受性良好,曲前列尼尔得以快速加量,于孕34周+6天曲前列尼尔皮下泵入剂量加至20ng/(kg·min),即达到了有效治疗的较低剂量。但患者因经济原因,曲前列尼尔不能再加量。密切监测心功能变化,孕34周+4天NT-proBNP降至正常水平。孕34周+5天加用地高辛0.125mg,每日1次口服,患者心功能良好,继续妊娠并观察心功能变化。孕35周+1天患者出现发热、咳嗽、咳痰、咽痛,化验提示甲型流感病毒感染,予以奥司他韦75mg(每日1次)、氨溴索30mg(每日2次)口服治疗,5天后症状好转,无心脏不适主诉。曲前列尼尔皮下泵入剂量持续维持在20ng/(kg·min),患者精神、饮食及睡眠状态良好,心功能始终保持良好。后择期于孕37周在腰硬联合麻醉下进行剖宫产术,手术顺利,术后患者恢复良好,无不适。术后患者因经济原因,自行减停曲前列尼尔治疗,后加用马昔腾坦10mg(每日1次)降低肺动脉压治疗。最终母婴结局都良好,顺利度过围产期。

小 结

妊娠合并肺动脉高压的病因和治疗异质性很大,母婴死亡率高,在临床实践中对于医生是极大的挑战。本例为先天性心脏病术后,孕前及孕早期未发现肺动脉高压,妊娠中后期孕检发现肺动脉高压,患者一直无不适,心功能良好。在孕晚期出现高热、甲型流感的情况下,经过西地那非联合曲前列尼尔治疗,保胎至孕37周进行剖宫产终止妊娠,顺利安全度过围产期,母婴结局良好。对于制定妊娠期肺动脉高压的管理流程,本例成功救治经验值得总结与借鉴。

西地那非和曲前列尼尔在孕期应用安全可靠,尤其是现阶段对于肺动脉高压疗效最强的肠道外应用曲前列尼尔,对妊娠合并肺动脉高压患者围产期治疗具有重要作用,有条件时建议孕期尽早应用。

妊娠可能触发先天性心脏病术后患者肺动脉高压的发生、发展,先天性心脏病术后是妊娠合并肺动脉高压的高危因素,应给予足够重视,进行科学管理。

病例 13

蓝嘴唇妈妈曲折分娩路

---------- 病例介绍 ----------

病史简介

患者女,32岁,因"孕30周,发现肺动脉高压2周,宫颈管缩短1天"入院。

现病史:患者在2周前(孕28周)于当地医院孕检时查超声心动图提示先天性心脏病,右心室双出口矫治+肺动脉瓣成形+房缺修补术后,心内结构矫正良好,中度肺动脉高压(肺动脉收缩压为62mmHg),LVEF为56%。患者无不适,未进行肺动脉高压相关治疗。1天前(孕30周)产科超声提示"宫颈管缩短",当地医院予以糖皮质激素促胎肺成熟治疗,因"早产临产、肺动脉高压"而以"高危妊娠"转入我院产科。患者孕期睡眠尚可,食欲差,间断呕吐,大小便正常,体重增长5kg。

既往史:幼时即发现先天性心脏病(具体不详),未进行系统诊治,较少从事体力活动,活动后有口唇发绀、肢端青紫。3年前于当地医院诊断为先天性心脏病,右心室双出口(法洛四联症型)、室间隔缺损、房间隔缺损、左位上腔静脉,LVEF为56%,2年前于当地医院进行"右心室双出口矫治+肺动脉瓣成形+房缺修补术",术中有输血史。于当地医院分别于术后1个月、3个月、6个月、12个月复查超声心动图,未见"异常发现";患者自认为身体完全恢复正常,未再进行心脏超声检查,并于术后18个月左右怀孕。1年前体检诊断为甲状腺功能减退,间断每日口服1/4片优甲乐,孕前自行停服优甲乐。孕期规律口服优甲乐及监测甲状腺功能,现每日口服优甲乐87.5μg,入院前26天复查TSH为4.92μIU/mL。

婚育史:孕2产0。3年前于孕2个月时因胎停进行清宫术一次。此次为自然受孕,早孕超声检查符合孕龄,见红口服地屈孕酮至孕3个月。因"胎停史及孕早期出血"于当地医院进行抗核抗体、同型半胱氨酸、抗心磷脂抗体、易栓症筛查无异常。孕12周+2天建册时体重为48kg,身高为159cm,BMI为18.98kg/m²,血压为100/67mmHg,血尿常规、空腹血糖、肝肾功能、乙肝检查等无异常。未进行心电图检查。OGTT及其他孕检检查皆无异常。于当地医院规律产检11次,查血小板(PLT)波动于(103~138)×10^9/L,血压波动于90~116/54~70mmHg。

家族史:家族中无先天性心脏病史。

体格检查

体温为36.2℃,脉搏为67次/分,呼吸为17次/分,血压为99/68mmHg,未吸氧下SpO_2为91%,吸氧下(2L/min)SpO_2为99%。

患者体形瘦小,轮椅入室,自主体位,体格检查合作,口唇发绀,杵状指(图13-1),甲床青紫。双肺呼吸音清,心率为67次/分,无颈静脉怒张,肺动脉瓣听诊区第二心音亢进。妊娠腹型。双下肢无水肿及静脉曲张。

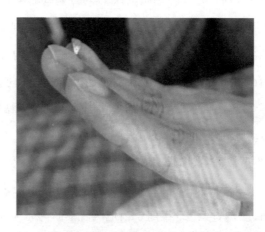

图13-1 入院时患者右手指检查表现为杵状指,甲床青紫。

产科体格检查:宫高为25cm,腹围为82cm,LOA,头浮,FHR为130/分,有不规律宫缩,胎膜未破,骨盆测量无异常。PV:宫颈消失80%,质地中等,未开,先露S-3。

辅助检查

血常规:白细胞计数为9.4×10^9/L,中性粒细胞百分比为91.4%(↑),血小板计数为121×10^9/L,血红蛋白为106g/L(↓)。

NT-proBNP为1002ng/L(↑),Tn-I为0.014ng/mL,D-二聚体为320ng/mL。

凝血常规:Fbg为3.08g/L,余未见异常。

尿常规及阴道分泌物:未见异常。

肝功能:ALB为38.7g/L(↓),余未见异常。HbA1c为5.5%。

CRP为0.177mg/dL,PCT为0.106ng/mL。

甲状腺功能:TSH为1.2μIU/mL,过氧化物酶抗体(aTPO)<9IU/mL,余未见异常。

　　血气分析(未吸氧):pH值为7.381,PO$_2$为60.0mmHg(↓),PCO$_2$为36.1mmHg,乳酸为1.4mmol/L,SaO$_2$为89.1%(↓)。

　　免疫全项:无异常。

　　产科超声:BPD为7.2cm,AC为23.5cm,AFV为6.9cm,胎盘后壁Ⅰ级。宫颈Y形,闭合宫颈长约为1.4cm,外口关闭,内口宽约为3cm。

　　心电图:窦性心律,完全性右束支传导阻滞,异常Q波(I、aVL),右心室肥大。见图13-2。

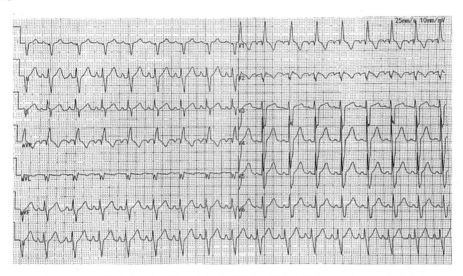

图13-2　窦性心律,完全性右束支传导阻滞,异常Q波(I、aVL)、右心室肥大。

　　超声心动图:先天性心脏病术后,右心、左心房增大,冠状静脉窦扩张,左心室舒张功能下降,肺动脉瓣中度反流,肺动脉高压。见表13-1。

表13-1　患者入院时超声心动图检查参数

测量内容	结果	测量内容	结果
左心房前后径(mm)	41	右心室前壁厚度(mm)	4
左心室舒张末内径(mm)	41	三尖瓣反流峰值速度(cm/s)	360
左心室射血分数	55%	肺动脉收缩压(mmHg)	62
右心房上下径(mm)	44	TAPSE(mm)	13
右心房左右径(mm)	41	下腔静脉宽度(mm)	20.5
右心室舒张末内径(mm)	19.4	下腔静脉塌陷率	<50%

住院诊治经过

产科治疗

　　给予患者持续吸氧、地塞米松促胎肺成熟、硫酸镁胎儿脑保护、烯丙雌醇降低子宫敏感性,口服铁剂、优甲乐等治疗。入院后第3天血常规:白细胞计数为$10.3\times10^9/L$,中性粒细胞百分比为93.5%,血红蛋白为107g/L,血小板计数为$109\times10^9/L$。口服头孢地尼预防感染3天,完善阴道分泌物培养检查为表皮葡萄球菌。入院后第5天血常规、CRP、PCT正常,遂停用抗生素。

多学科会诊

于入院后第3天进行右心导管检查,明确为毛细血管前性肺动脉高压。

● 右心导管路径:未见异常。

● 血氧分析:腔静脉血氧饱和度为57.58%(上腔为52.7%,下腔为72.2%),右心房血氧饱和度为56.03%,右心室血氧饱和度为57.80%,肺动脉血氧饱和度为58%,股动脉血氧饱和度为93%。

● 压力测定:右心房压为28/20/24mmHg,右心室压为85/10/25mmHg,肺动脉压为89/29/46mmHg,肺小动脉楔压为11/5/5mmHg。心指数(CI)为$2.48L/(min\cdot m^2)$。肺小动脉阻力为11.07WU。 QP/QS为1.01。

右心导管检查结论:毛细血管前性肺动脉高压。

患者进行右心导管检查返回病房后出现规律宫缩,宫颈进行性缩短(消失90%),宫口指尖,先露S-2.5,给予阿托西班输注,宫缩趋于好转。

肺动脉高压专科治疗

患者已明确为先天性心脏病术后,毛细血管前性肺动脉高压,给予西地那非口服及曲前列尼尔[因经济条件,患者同意逐渐加量至$10ng/(kg\cdot min)$]皮下泵入,以降低肺动脉压,并给予呋塞米利尿及氯化钾补钾治疗。患者经过治疗后,病情进入平稳期(入院后第4天至入院后第11天)。患者腹坠减轻,食欲好转,生命体征平稳,指尖血氧饱和度提升,胎心胎动良好。NT-proBNP明显下降:由入院第4天的3025.2ng/L降至入院第10天的459.4ng/L。

产科病情变化(入院第12天)

产科在给予降低肺动脉压改善心功能的同时,密切观察患者临产征兆。患者孕31周+4天自然破水,羊水清。白细胞计数为$7.5\times10^9/L$,中性粒细胞百分比为82.7%,CRP为0.253mg/dL,PCT为0.089ng/mL,羊水采样行细菌培养。予第二周期地塞米松促胎肺成熟、抑制宫缩、头孢地尼预防感染。

入院第14天,即孕31周+6天曲前列尼尔应用剂量为$7.5ng/(kg\cdot min)$,患者规律宫缩,早产临产,遂行硬膜外麻醉进行剖宫产。术中羊水清,男婴 Apgar 评分为9、9、9分,1440g(AGA),胎盘送病理,手术顺利,术后予头孢呋辛1.5g静滴抗感染。曲前列尼尔应用剂量加量至10ng/(kg·min)。

患者剖宫产后病情进一步变化:

● 术后1天:患者高热,体温达39.2℃。血常规:白细胞计数为19.56×10⁹/L(↑),中性粒细胞百分比为95.2%(↑)。CRP为23.5mg/dL(↑),PCT为0.698ng/mL(↑),NT-proBNP为587.3ng/L(↑)。破水后羊水采样培养回报为大肠埃希菌,对头孢呋辛耐药,遂升级为头孢哌酮舒巴坦(舒普深)3g,每8小时1次静脉滴注,并且急查血培养。继续应用曲前列尼尔、西地那非降低肺动脉压,低分子肝素抗凝。

术后2~3天:仍发热,体温波动于37~38.9℃,请感染科会诊后,遵嘱升级为亚胺培南1g,每8小时1次抗感染。患者出现腹胀、困乏、恶心、频繁呕吐,低氧血症加重(脱氧 SpO_2 为84%~88%),可平卧,腹软稍胀,肠鸣活跃,宫体压痛,伤口无红肿。肝功能总胆红素及直接胆红素升高,NT-proBNP明显升高达3083.3ng/L。入量3200mL(补液2200mL+口入1000mL),出量800mL(尿600mL+呕吐200mL),病情危重转ICU。

ICU诊治经过:查PCT升高达6.235ng/mL,给予亚胺培南1g,每6小时1次抗感染治疗。因患者腹胀,给予抑酸、胃肠减压及肠外营养,出入量趋于平衡,体温有所控制。曲前列尼尔泵入已达10ng/(kg·min),但患者因经济条件,拒绝继续加量,同意应用西地那非联合马昔腾坦口服降低肺动脉压。复查超声心动图:肺动脉压力明显降至正常水平(估测肺动脉收缩压25mmHg),右心室前壁厚度约为5mm,左心房内径为37mm,余腔室不大,心功能良好。患者转回普通病房治疗。

继续给予肺动脉高压相应治疗,亚胺培南抗感染治疗。患者一般状况良好,轻微腹胀,食欲尚可,二便正常,胎盘病理回报见胎膜少许炎细胞浸润。患者体温仍高于正常,波动于37.2~37.8℃,血常规中性粒细胞百分比始终升高。

术后7天:腹部切口局部皮肤略潮红,无明显渗液,见图13-3。考虑腹部伤口感染,开放伤口,渗液细菌培养+药敏试验(后期回报为大肠埃希菌,对亚胺培南敏感)。

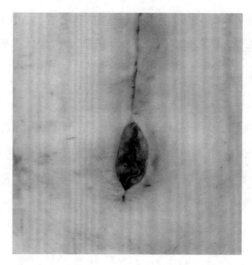

图13-3　腹部切口局部皮肤略潮红,无明显渗液。

继续原有治疗,患者一般情况好,轻微腹胀,无其余不适。生命体征平稳,全腹无明显压痛,子宫复旧好,阴道出血不多。伤口清创换药(肉芽新鲜)见图13-4,CRP及PCT下降趋势,复查伤口、阴道、血培养均未见细菌生长。

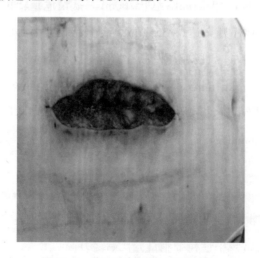

图13-4　伤口清创换药,肉芽新鲜。

盆腹腔超声:宫腔波清晰,子宫切口光滑,腹腔内可见大量液性暗区,最深处达12.7cm,内见多发分隔,透声差,提示腹水(感染性?)。腹部CT提示:腹膜炎;盆腹腔积液,盆腔少量积气;肠淤张、肠胀气。

术后11天胃肠外科会诊:腹腔穿刺引流呈血性混浊液体,送常规、生化及细菌培养+药敏试验,留置引流管。感染科会诊:加利奈唑胺600mg,每12小时1次抗感染治疗。

术后15天腹腔穿刺引流液培养回报大肠埃希菌,感染科会诊改利奈唑胺为莫西沙星0.4g,每日1次。腹部伤口换药10天愈合良好。

术后18天CT:盆腹腔液体影范围较前缩小。腹部超声提示:盆腔包裹性积液。

术后18天超声心动图见表13-2:肺动脉压再次升高,NT-proBNP升高达1243ng/L。加用地高辛0.125mg,每日1次口服治疗。

表13-2 术后18天的超声心动图检查参数

测量内容	结果	测量内容	结果
左心房前后径(mm)	41.4	右心室前壁厚度(mm)	3
左心室舒张末内径(mm)	46.5	三尖瓣反流峰值速度(cm/s)	353
左心室射血分数	54%	肺动脉收缩压(mmHg)	53
右心房上下径(mm)	52.1	TAPSE(mm)	12.2
右心房左右径(mm)	45.6	下腔静脉宽度(mm)	20.2
右心室舒张末内径(mm)	17.1	下腔静脉塌陷率	>50%

术后19天:患者体温正常,无不适主诉。血常规:白细胞计数为$9.2×10^9$/L,中性粒细胞百分比为78.2%,血红蛋白为99g/L,血小板计数为$298×10^9$/L。PCT为0.088ng/mL,CRP为7.03mg/dL,提示感染好转,停用莫西沙星,亚胺培南改为1g,每12小时1次。APTT为50.3秒,停用低分子量肝素。

术后22天拔腹腔引流(共引流440mL)。患者因经济原因,将曲前列尼尔逐渐减量。

术后27天复查血常规无异常,CRP为1.24mg/dL;盆腹腔超声显示包裹性积液明显减少,停用抗生素。曲前列尼尔注射液因患者经济原因继续减量至3.75ng/(kg·min)皮下泵入。术后27天患者病情好转出院。

新生儿诊治经过

孕31周+6天,男婴,1440g,适于胎龄儿,生后1分钟、5分钟Apgar均为9分,保温、清理气道转新生儿科。

新生儿科体格检查:精神反应弱、间断呻吟、呼吸困难、皮色欠红润,未见抖动抽搐。

辅助检查及诊疗经过:桡动脉取血血气、血糖、CRP无明显异常,血钙为1.27mmol/L,血培养后回报无细菌生长。床旁X线检查结合临床诊断为新生儿呼吸窘迫综合征(NRDS),给予肺泡表面活性物质替代治疗,脐静脉置管术,无创呼吸机支持3天,预防感染。

生后3天感染指标上升,升级为青霉素+舒普深,后监测感染指标正常后停用。

生后15天感染指标再上升,头孢他啶抗感染12天,拔脐静脉导管(培养回报大肠埃希菌)。

纠正贫血、间断蓝光照射退黄,上调给奶量;甲状腺功能检查、头颅磁共振检查未见明显异常。

住院30天病情好转。生后30天出院。

出院诊断

①孕2产1,孕31周+6天已娩;②中度肺动脉高压;③胎膜早破;④早产;⑤宫腔感染;⑥脓毒症;⑦产褥感染(盆腹腔腹膜炎);⑧腹部伤口感染;⑨心功能Ⅲ级;⑩贫血;⑪甲状腺功能减退;⑫先天性心脏病术后;⑬早产儿(31周,适于胎龄儿);⑭新生儿呼吸窘迫综合征;⑮极低出生体重儿;⑯新生儿败血症;⑰新生儿贫血;⑱新生儿低钙血症。

出院医嘱

曲前列尼尔注射液3.75ng/(kg·min)皮下泵入(因经济原因继续减停);马昔腾坦、西地那非降肺动脉压;地高辛、螺内酯、呋塞米、氯化钾强心、利尿及补钾;口服铁剂、优甲乐。嘱到肺动脉高压专科继续随访诊治。

随访

术后38天复查盆腔超声显示:子宫右上方有4.2cm×5.8cm×1.4cm的不均匀回声区(包裹性积液吸收后改变)。

术后1年随访,患者仍继续服用马昔腾坦、西地那非等药物,能正常承担日常劳动及生活(可独立带婴儿)。婴儿各项生长发育指标适中范围。再次叮嘱患者继续于肺动脉高压专科规律复查及诊治。

讨论与病例分析

本例妊娠合并肺动脉高压患者,经历早产胎膜早破、宫腔感染、脓毒症、产褥感染(盆腹腔腹膜炎)、腹部伤口感染,通过产科、新生儿科、心脏科、麻醉、ICU、感染科、胃肠外科、影像科、超声科、心外科、甲状腺科、血液科多学科共同诊疗,母子都转危为安,顺利渡过难关,得以健康存活。回顾这例病患曲折的救治过程,虽然最终获得相对满意的母婴结局,但该病例再次展示了妊娠合并肺动脉高压的救治与管理是非常复杂与棘手的。

本例患者入院时肺动脉高压未经发现及治疗,且面临患者随时会早产临产,入院后迅速进行评估并及时给予西地那非联合曲前列尼尔治疗,保证患者顺利生产。产后加用马昔腾坦治疗肺动脉高压,使患者在产后即使遭遇了严重脓毒症感染,仍能维持患者良好的心功能状态,保证患者顺利康复。

　　医生已反复呼吁，肺动脉高压患者应避免怀孕。经过多年来专家学者的健康宣教，目前许多已知肺动脉高压患者都已经遵医嘱避免怀孕，这大大减少了相关孕产妇的病死率。但本例妊娠合并肺动脉高压仍有极强的警示意义。本例患者为先天性心脏病矫正术后，孕前未发现自己患有肺动脉高压。大家需要知道，先天性心脏病相关肺动脉高压（CHD-PAH）是我国最常见的动脉性肺动脉高压（PAH）类型。目前指南将先天性心脏病相关性肺动脉高压分为四类：艾森曼格综合征、左向右分流相关性肺动脉高压、肺动脉高压合并小缺损、先天性心脏病术后肺动脉高压。先天性心脏病术后肺动脉高压是指先天性心脏病术后没有明显残余分流或并发症，但术后即刻、数月或数年发生肺动脉高压。本例患者自幼已知先天性心脏病，未进行系统诊治。3年前于当地医院诊断"先天性心脏病，右心室双出口（法洛四联症型）、室间隔缺损、房间隔缺损、左位上腔静脉"，2年前于当地医院进行"右心室双出口矫治+肺动脉瓣成形+房缺修补术"，手术非常成功，患者恢复良好。后于当地医院分别于术后1个月、3个月、6个月、12个月规律复查超声心动图，均未发现肺动脉高压。后患者自认为先天性心脏病已完全矫正，身体完全恢复正常，未再进行超声心动图检查（孕前半年未查超声心动图），并放心怀孕，于术后约18个月患者怀孕。孕28周（术后2年）患者查超声心动图发现肺动脉高压（肺动脉收缩压为62mmHg）。本例提示先天性心脏病术后未发现肺动脉高压的患者，妊娠可能是触发肺动脉高压的因素之一。对先天性心脏病术后的患者，要谨慎评估能否怀孕，一旦妊娠，要加强随访，孕期规范管理，对发生肺动脉高压的患者要及时进行评估与干预，确保患者顺利度过围产期。

小　结

　　妊娠合并肺动脉高压的救治与管理非常复杂与棘手，可能遭遇母婴各种病理状态，常常需要多学科共同救治。

　　先天性心脏病术后未发现肺动脉高压的患者，妊娠可能是触发肺动脉高压的因素之一。对先天性心脏病术后的患者，能否妊娠需要谨慎评估。

红斑狼疮合并肺动脉高压：双重达标

-------- 病例介绍 --------

【第1次住院】

病史简介

患者女，47岁，因"颜面部红斑伴水肿20余年，加重1周"入院。

现病史：患者20年前无明显诱因出现面颊部红斑伴轻度水肿，全身乏力，尿泡沫增多，有活动后心悸，口干，无眼干、口腔溃疡、光过敏、反复发热、关节肌肉痛等。就诊于外院，化验显示抗核抗体、抗SSA阳性，补体低，尿蛋白升高，贫血，并进行皮肤活检，诊断为系统性红斑狼疮，予以糖皮质激素等药物治疗（具体用量不详），后皮疹消退症状逐渐缓解，药物服用约1年后自行停药。未规律随诊复查。5年前患者再次出现上述症状，就诊于外院考虑红斑狼疮病情复发，评估病情后予以泼尼松50mg，每日1次，羟氯喹、来氟米特等治疗，颜面部皮疹逐渐消退，尿泡沫较之前减少，病情好转后患者自行停用羟氯喹及来氟米特，泼尼松逐渐减至5mg，每日1次维持（期间因髋部疼痛完善相关检查提示双侧股骨头坏死）。1周前患者逐渐出现乏力，活动后气短，偶有咳嗽、咳痰，无胸痛、发热等其他不适，颜面部皮疹较之前略增多，自行调整激素至3~5片/天，效果欠佳。就诊于外院，化验尿常规：尿蛋白2+；血常规：白细胞计数为$4.14×10^9$/L，血红蛋白为103g/L，血小板计数为$262×10^9$/L；血沉为101mm/h；肝功能：ALT为61.3U/L，AST为115.2U/L，ALB为30.4g/L；肾功能：尿酸偏高，肌酐正常。为进一步诊治收入我院。

既往史：股骨头坏死5年，否认过敏史，否认高血压、糖尿病、冠心病、脑血管疾病史，否认肝炎、结核病史。

个人史、婚育史及家族史：吸烟20余年，每天10~20支，无酗酒史。已婚，孕5产1，人工流产4次。无家族遗传病病史。

体格检查

体温为36.5℃，脉搏为82次/分，呼吸为18次/分，血压为77/57mmHg。

患者神志清晰，全身皮肤无黄染，颜面部轻度水肿，面颊部及上眼睑结膜可见红斑。颈软，双肺呼吸音清，未闻及干湿啰音。心率为82次/分，心律齐，心音有力，各瓣膜听诊区未闻及杂音。腹平软，肝脾未触及，移动性浊音阴性。下肢不能伸直，双膝关节屈曲活动受限，右侧明显，双下肢无水肿，四肢肌力、肌张力正常。

辅助检查

血常规：白细胞计数为4.91×10⁹/L，中性粒细胞百分比为70.5%，淋巴细胞百分比为27.8%，血红蛋白为73g/L(↓)，血小板计数为213×10⁹/L。

D-二聚体为3235.75ng/mL(↑)，肌钙蛋白为0.012ng/mL，NT-proBNP为450.9ng/L(↑)。

尿常规：蛋白2+，24小时尿蛋白定量为1.7g。

电解质：钠为143.7mmol/L，钾为3.5mmol/L，氯为111.6mmol/L。

肝功能：ALB为24.9g/L(↓)，GLB为27.9g/L，转氨酶大致正常。

肾功能：尿素氮为9.2mmol/L，肌酐为44.2μmol/L，尿酸为386.6μmol/L(↑)。

血钙为2.21mmol/L，CK为22.8U/L，CK-MB为20.11U/L，LDH为386U/L(↑)。

血清铁为9.9μmol/L，总铁结合力为34.9μmol/L，未饱和铁结合力为25μmol/L。铁蛋白为1121.91μmol/L(↑)，转铁蛋白饱和度为28.4%。

甲状腺功能：FT₃为2.73pmol/L(↓)，FT₄为11.8pmol/L(↓)，TSH为4.59μIU/mL(↑)，aTPO无异常。

肿瘤标志物：非小细胞肺癌相关抗原为5.6ng/mL(↑)，β₂-微球蛋白为3399.91μg/L(↑)，CEA、AFP、CA125、CA153、CA724、NSE等肿瘤标志物无异常。

叶酸、维生素B₁₂正常。EPO为100.36mIU/L(↑)。血筛四项无异常。血沉为71mm/h(↑)。CRP为1.53mg/L(↑)。

免疫化验：ANA1:1000，均质型，抗SSA阳性，抗核小体抗体阳性，C3为35.6mg/dL(↓)，C4为6.2mg/dL(↓)，IgG为1370mg/dL，IgE为264IU/mL(↑)，IgA为459IU/mL(↑)，IgM 55.5mg/dL(↓)，RF/CCP抗体阴性。

血气分析（未吸氧）：pH值为7.435，二氧化碳分压为37.40mmHg，氧分压为69.20mmHg(↓)，乳酸为2.30mmol/L(↑)，肺泡动脉氧分压差为33.50mmHg(↑)，氧合血红蛋白浓度为92.70%(↓)，血氧饱和度为93.40%。

骨盆X线：双侧股骨头坏死，骨盆骨质增生。

胸部CT：双肺纹理增重，右肺大疱，心包少量积液，主动脉及冠状动脉硬化。

腹部CT:胆囊结石,肠淤张,盆腔少量积液,动脉硬化。

甲状腺彩超:甲状腺实质回声欠均匀,甲状腺右叶不均质回声结节(TI-RADS3级)。

腹部彩超:胆囊多发结石,胆囊壁稍厚。

泌尿系彩超:未见异常。

心电图:窦性心律,V1~V2 T波倒置,见图14-1。

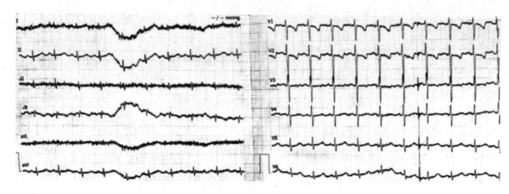

图14-1 患者心电图:窦性心律,V1~V2 T波倒置。

超声心动图:左心室后壁后方可见约3.2mm的液性暗区,右心室前壁前方可见约2.1mm的液性暗区,左心房后外侧壁可见约3.7mm的液性暗区,收缩期左心室侧壁侧方可见约2.0mm的液性暗区。超声提示:左心室假腱索,左心室舒张功能下降,主动脉瓣钙化伴轻度反流,心包积液(少量)。肺动脉扩张,肺动脉高压。见表14-1。

表14-1 患者第1次住院时的超声心动图检查参数

测量内容	结果	测量内容	结果
左心房前后径(mm)	28.6	右心室前壁厚度(mm)	3.5
左心室舒张末内径(mm)	39.4	三尖瓣反流峰值速度(cm/s)	415
左心室射血分数	66%	肺动脉收缩压(mmHg)	68
右心房上下径(mm)	34.1	肺动脉内径(mm)	31.3
右心房左右径(mm)	24.5	下腔静脉宽度(mm)	13.9
右心室舒张末内径(mm)	17.5	下腔静脉塌陷率	>50%

动态心电图:窦性心律,ST-T改变。平均心率为91次/分,最小心率为73次/分(发生于04:01),最大心率为137次/分(发生于05:12)。

胸部CT平扫及肺动脉CTA检查结果:肺动脉CTA未见明显异常,双肺纹理增重,主动脉及冠状动脉硬化。

核素肺灌注显像:双肺上叶血流灌注减低,考虑慢性阻塞性肺疾病所致。

下肢静脉超声:左小腿肌间静脉血栓形成。

第1次住院右心导管检查结果见表14-2,提示毛细血管前性肺动脉高压。

表14-2　3次住院右心导管检查结果

测量内容	第1次住院	第2次住院	第3次住院
上腔静脉血氧饱和度	50.1%	57.3%	58%
下腔静脉血氧饱和度	61.7%	72.7%	83%
右心房血氧饱和度	51.13%	–	–
右心室血氧饱和度	53.7%	–	–
肺动脉血氧饱和度	52.5%	61.7%	65.95%
桡动脉血氧饱和度	93.4%	94.2%	96.6%
右心房压(mmHg)	5/3/3	3/2/3	17/9/11
右心室压(mmHg)	41/4/6	23/1/4	39/9/12
肺动脉压(mmHg)	49/37/41	24/16/18	30/20/25
肺小动脉楔压(mmHg)	10/9/9	5/3/5	18/12/14
心指数[L/(min·m^2)]	2.72	2.49	2.41
全肺血管阻力(WU)	11.20	4.92	7.05
肺小动脉阻力(WU)	8.74	3.55	3.10
血红蛋白(g/L)	81	110	120

诊治经过

入院后给予患者甲泼尼龙40mg(每日1次),联合羟氯喹0.2g(每日2次)及对症治疗红斑狼疮,患者颜面部皮损及水肿好转,尿蛋白逐渐减少。患者仍有活动后心悸,无胸痛、憋气及下肢水肿,无颈静脉怒张、肝大等,结合入院后辅助检查结果,患者为结缔组织病相关肺动脉高压,属于临床第1类肺动脉高压。治疗上在甲泼尼龙和羟氯喹免疫治疗的基础上,加用马昔腾坦10mg,每日1次;他达拉非20mg,每日1次;呋塞米20mg,每日1次;螺内酯20mg,每日1次;地高辛0.125mg,每日1次;利伐沙班20mg,每日1次治疗。患者症状明显减轻,未再诉心悸,病情好转后出院。

出院诊断

系统性红斑狼疮,狼疮性肾炎,肺动脉高压,心功能Ⅲ级(WHO)。

【第2次及第3次住院复查】

患者自第1次出院后,坚持服用泼尼松、羟氯喹、马昔腾坦10mg,每日1次;他达拉非20mg,每日1次;呋塞米20mg,每日1次;螺内酯20mg,每日1次;地高辛0.125mg,每日1次;利伐沙班20mg,每日1次,泼尼松遵医嘱逐渐减量,病情稳定,无不适,并分别于出院后1年2个月及出院后2年3个月第2次及第3次住院复查。复查时患者无不适,复查右心导管见表14-2:肺动脉压力明显减低,肺小动脉阻力降至3.10WU。NT-proBNP、D-二聚体、血红蛋白、尿蛋白、免疫、超声心动图等指标恢复正常,见表14-3,提示红斑狼疮和肺动脉高压病情都得到缓解。第3次住院时嘱患者泼尼松减量至每日6mg,继续其余原有治疗。

表14-3　3次住院化验及超声心动图检查结果

测量内容	第1次住院	第2次住院	第3次住院
血红蛋白(g/L)	81	110	120
尿蛋白	2+	阴性	阴性
NT-proBNP(ng/L)	450.9	290.4	41.4
D-二聚体(ng/mL)	3235.75	200	910
抗核抗体	1:1000	1:320	1:320
抗SSA	阳性	阴性	阴性
抗核小体抗体	阳性	阴性	阴性
C3(mg/dL)	35.6	94.4	130
C4(mg/dL)	6.2	33.9	56.4
IgG(mg/dL)	1370	880	787
IgE(mg/dL)	264	99	121
IgM(mg/dL)	55.5	27.7	32.4
肺动脉内径(mm)	31.3	18.3	26
左心室射血分数	66%	65%	60%
左心室舒张末内径(mm)	39.4	36.4	35
右心室舒张末内径(mm)	17.5	17.2	16.7
下腔静脉宽度(mm)	13.9	8.5	9.4
下腔静脉塌陷率	>50%	>50%	>50%
估测肺动脉收缩压(mmHg)	66	正常	28
下腔静脉超声	左小腿肌间静脉血栓	未见异常	未见异常

讨论与病例分析

结缔组织病是一组多系统、多器官受累的自身免疫性疾病,疾病会涉及多个器官、多个系统。世界卫生组织对肺动脉高压的最新诊断分类中明确指出,导致肺动脉高压的相关因素很多,美国REVEAL注册研究显示结缔组织病相关肺动脉高压占所有肺动脉高压患者的25.3%。我国虽然先天性心脏病相关肺动脉高压在动脉型肺动脉高压(第1类肺动脉高压)中占比最多,但结缔组织病同样也是我国动脉型肺动脉高压患者的相对常见病因,其中系统性红斑狼疮、干燥综合征、系统性硬化症是最常引起肺动脉高压的结缔组织病。中国系统性红斑狼疮协作组注册研究结果显示系统性红斑狼疮合并肺动脉高压患病率为3.8%。文献报道，欧美系统性硬化症占结缔组织病相关肺动脉高压患者总数的67.7%~76%，而我国因拥有系统性红斑狼疮的高发人群，故以红斑狼疮合并肺动脉高压更为常见，占比约为49%。

结缔组织病作为肺动脉高压的高危人群，在诊治过程中，尤其要注意早期筛查、早期诊断。本例为系统性红斑狼疮(SLE)复发入院的患者，对于SLE治疗以实现临床缓解或低疾病活动度为目标，依据不同的疾病活动度，对患者进行分层治疗。在积极控制SLE病情的同时，因患者存在活动后心悸、气短，及时通过超声心动图筛查发现肺动脉高压，经右心导管确诊并进行肺动脉高压分类后，即刻启动肺动脉高压的治疗。第1类肺动脉高压的治疗原则是尽早使患者达到低危状态。本例患者在肺动脉高压的靶向药物治疗中，初始给予马昔腾坦10mg(每日1次)联合他达拉非20mg(每日1次)的治疗方案，疗效显著，患者肺动脉高压各项指标达到并维持于低危状态，实现了红斑狼疮和肺动脉高压治疗的双重达标。治疗随访2年多，患者免疫指标、心功能明显改善，肺动脉压力及肺小动脉阻力明显下降，接近正常水平，这大大增强了医患共同战胜红斑狼疮相关肺动脉高压的信心，为相关疾病的诊治积累了经验。

小　结

结缔组织病患者是肺动脉高压的高危人群，在其诊治过程中，要注意早期筛查、早期诊断肺动脉高压。一旦怀疑肺动脉高压，要对患者进行系统的查因，如能确定是第1类肺动脉高压，在积极治疗结缔组织病的基础上，早期给予肺动脉高压靶向药物联合治疗。本例选用了马昔腾坦10mg(每日1次)联合他达拉非20mg(每日1次)的治疗方案，使患者肺动脉高压各项评估指标达到并维持于低危状态，红斑狼疮合并肺动脉高压治疗完成了双重达标。

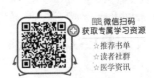

肺动脉球囊扩张术联合靶向药物治疗重度慢性血栓栓塞性肺动脉高压:孰先孰后?

———— 病例介绍 ————

【第1次住院】

病史简介

患者女,71岁,因"间断活动后喘憋3年,再发4月余"入院。

现病史:患者3年前无明显诱因出现黑矇及一过性意识丧失,于我院急诊查头颅CT考虑短暂性脑缺血发作(TIA),后于活动后出现轻微喘憋,未进行系统诊治。2年前无明显诱因出现活动后喘憋加重,伴头晕,休息后可缓解,于外院进行冠脉造影"未见明显异常",对症治疗后好转。4个月前患者无明显诱因再次发作明显喘憋,活动耐力明显下降,于外院诊断为肺栓塞,经抗凝治疗后,症状有所减轻。后坚持遵医嘱服用利伐沙班,但患者稍微活动即有喘憋,不能耐受日常生活活动,现为求进一步诊治收入我院。

既往史:既往身体健康,否认肝炎、结核等传染病病史,否认高血压、糖尿病、脑血管疾病、消化性溃疡等慢性病病史,否认外伤史、手术史及输血史,否认食物、药物过敏史,预防接种史不详。

个人史:无吸烟及饮酒史。已婚,配偶身体健康。

家族史:否认特殊疾病及家族遗传病史。

体格检查

体温为36.5℃,脉搏为75次/分,呼吸为20次/分,血压为116/76mmHg,SPO_2为88%~89%(未吸氧)。

患者神清语利,无明显苍白、黄染及出血点,未见明显颈静脉怒张。双肺呼吸音清,未闻及干湿啰音。心率为75次/分,心律齐,P2>A2,各瓣膜听诊区未闻及病理性杂音。腹平软,无压痛及反跳痛。双下肢无水肿。

辅助检查

NT-ProBNP 为 3492.4pg/mL(↑),D-二聚体为 185.98ng/mL,cTnI 为 0.0135ng/mL。

血常规、生化、凝血常规及甲状腺功能:未见明显异常。

免疫学指标:免疫球蛋白、补体、ANA谱、ANCA、抗磷脂抗体谱未见明显异常。

肿瘤标志物:未见明显异常。

心电图:窦性心律,右心室肥厚,电轴右偏。见图15-1。

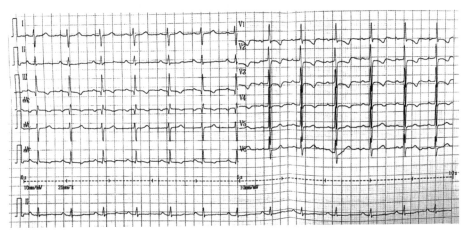

图15-1 患者第1次住院心电图,提示窦性心律,右心室肥厚,电轴右偏。

超声心动图(表15-1):右心增大,右心室肥厚,主动脉瓣钙化伴轻度反流,左心室舒张功能下降,肺动脉高压,心包积液(少量)。CDFI:三尖瓣口右心房侧可见轻中度收缩期反流信号。

表15-1 患者2次住院超声心动图检查参数

测量内容	第1次住院	第2次住院
左心房前后径(mm)	30.6	33.7
左心室舒张末内径(mm)	32.4	37.3
左心室射血分数	63%	64%
室间隔厚度(mm)	8.4	7.5
左心室后壁厚度(mm)	8.3	7.6
右心房上下径(mm)	54	48.3
右心房左右径(mm)	55.3	45.7
右心房面积(cm²)	23.3	–
右心室舒张末内径(mm)	36.6	28
右心室前壁厚度(mm)	6.2	6.4
三尖瓣反流峰值速度(cm/s)	507	301

(待续)

表15-1(续)

测量内容	第1次住院	第2次住院
肺动脉收缩压(mmHg)	103	41
TAPSE(mm)	22.9	19.5
下腔静脉宽度(mm)	14.3	18.9
下腔静脉塌陷率	>50%	>50%

腹部超声:脂肪肝。

下肢静脉超声:左小腿肌间静脉血栓形成。

6分钟步行距离:258m。

外院肺动脉CTA(半个月前):双侧大面积肺栓塞较前明显消失,右心增大较之前减轻,双肺下叶磨玻璃斑片影增多。

核素肺灌注:右肺上叶前段及后段、中叶及下叶、左肺上叶舌段均可见多发造影剂分布稀疏/缺损影,其余各叶段未见明显局限性造影剂分布稀疏/缺损影。见图15-2。

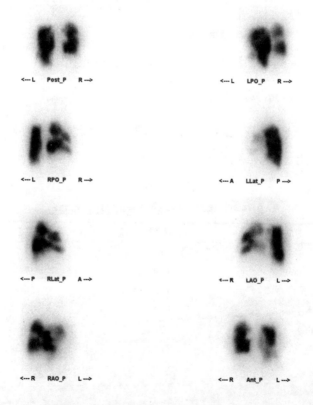

图15-2   患者第1次住院核素肺灌注。

诊治经过

住院后给予患者吸氧,皮下低分子量肝素抗凝,左西孟旦及地高辛强心,呋塞米及螺内酯利尿,利奥西呱1mg(每日3次)降低肺动脉压,氯化钾补钾治疗。治疗数天后,患者症状减轻,心功能好转。给予经股静脉进行右心导管、肺动脉造影及肺动脉球囊扩张术(BPA)。患者第1次右心导管检查结果参数见表15-2。右心导管结果提示:毛细血管前性肺动脉高压,患者为重度肺动脉高压,右心功能明显下降。

表15-2　患者2次右心导管及心功能评估结果

测量内容	第1次住院	第2次住院
肺动脉血氧饱和度	59.8%	62.6%
股动脉血氧饱和度	90.5%	84.9%
右心房压(mmHg)	12/7/8	11/4/8
右心室压(mmHg)	111/3/10	92/2/12
肺动脉压(mmHg)	110/48/58	89/25/50
肺小动脉楔压(mmHg)	11/6/7	18/6/11
心指数[L/(min·m²)]	1.75	2.55
心排血量(L/min)	2.78	4.03
肺小动脉阻力(WU)	18.37	9.67
血红蛋白(g/L)	151	142
NT-ProBNP(pg/mL)	3492.4	591.1
6分钟步行距离(m)	258	337

肺动脉造影:肺动脉多发充盈缺损,病变位置位于段水平,右下叶基底段为闭塞性病变。见图15-3。

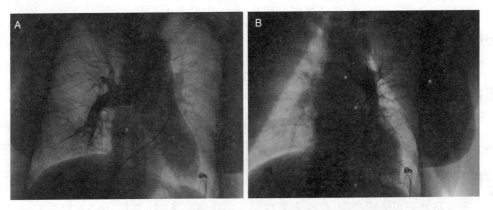

图15-3　(A)患者右肺肺动脉造影;(B)患者左肺肺动脉造影。

患者进行经皮肺动脉球囊扩张术(BPA),成功开通闭塞血管右A8,见图15-4。

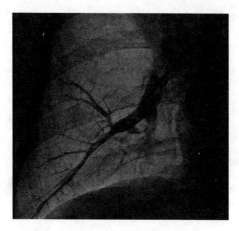

图15-4 成功开通闭塞血管右A8。

经右股静脉入路,将JR4指引导管沿Cook长鞘送入右下肺基底段,选择性造影右A8(前基底段)显示闭塞性病变,在2.0×15球囊支撑下,将sion导丝送入右A8远端后,选用2.0×15球囊由远及近分别以8~12atm扩张后,成功开通右A8,复查造影右A8血流明显改善。

因患者为重度肺动脉高压,右心功能明显下降,开通右A8后,患者即刻出现咳嗽,无咯血及呼吸困难,呼吸平稳,指尖血氧饱和度及肺动脉压未见下降,血压及心电监护未见异常,遂终止手术。术后患者未诉不适,无咳嗽、咯血,安返病房。

BPA术前肺动脉压为110/48/58mmHg,血压为124/71mmHg,心率为84次/分,指尖血氧饱和度为88%(未吸氧);BPA术后肺动脉压为107/46/57mmHg,血压为137/68mmHg,心率为91次/分,指尖血氧饱和度为98%(吸氧10L/min)。

术后继续给予吸氧、抗凝、强心、利尿、补钾及降肺动脉压治疗。

经BPA联合药物治疗后,患者症状明显缓解,好转出院。

出院诊断

慢性血栓栓塞性肺动脉高压,心脏扩大,心力衰竭,心功能Ⅲ级(WHO)。

出院医嘱

利伐沙班片20mg,每日1次;利奥西呱1mg,每日3次;呋塞米20mg,每日1次;螺内酯20mg,每日1次;地高辛0.125mg,每日1次;氯化钾1g,每日3次。

【第2次住院】

患者坚持服用治疗药物,症状明显减轻。门诊随诊近3个月后,第2次住院行肺动脉球囊扩张术(BPA)。

辅助检查

NT-ProBNP为591.1pg/mL(↑),较第1次住院时明显降低,见表15-2。

D-二聚体为197.17ng/mL,cTnI为0.05ng/mL(↑)。

生化、凝血常规及同型半胱氨酸:未见异常。

第2次住院超声心动图见表15-1。CDFI显示三尖瓣口右心房侧可见少-中等量收缩期反流信号。超声心动图显示:右心增大,右心室肥厚,左心室假腱索,主动脉瓣钙化伴中度反流,三尖瓣反流(轻中度),肺动脉高压,左心室舒张功能下降,心包积液(微量)。

下肢静脉超声:血流通畅,未见异常。

6分钟步行距离:337m,较第1次住院时提高,见表15-2。

第2次住院诊治经过

第2次住院右心导管:毛细血管前性肺动脉高压,2次住院右心导管对比,患者心指数提升,肺动脉压及肺小动脉阻力下降。见表15-2。

第2次住院BPA:经右股静脉入路,将JR4指引导管沿Cook长鞘送入右下肺基底段。

选择性造影右A8(前基底段)显示网状病变及环形狭窄病变,将sion导丝送入右A8远端后,分别选用2.0×20球囊及2.5×20球囊由远及近分别以8~12atm扩张右A8远端;选用2.0×20球囊及2.5×20球囊由远及近分别以8~12atm扩张右A8a环形狭窄病变;选用3.0×15球囊及4.0×15球囊以8~12atm扩张右A8近端。选择性造影右A10(后基底段)显示闭塞性病变,在2.0×20球囊支撑下,将sion导丝送入右A10远端后,选用2.0×20球囊及2.5×20球囊由远及近分别以8~12atm扩张后,成功开通右A10,复查造影右A10血流较之前改善。第2次BPA术中及术后患者未诉不适,无咳嗽、咯血及呼吸困难,安返病房。第2次BPA术前肺动脉压为89/25/50mmHg,血压为114/62mmHg,心率为89次/分,指尖血氧饱和度为85%(未吸氧);BPA术后肺动脉压为92/26/50mmHg,血压为110/60mmHg,心率为88次/分,指尖血氧饱和度为100%(吸氧10L/min)。

术后继续给予吸氧、抗凝、强心、利尿、补钾及降肺动脉压治疗。

经BPA联合药物治疗后,患者症状明显缓解,好转出院。

讨论与病例分析

本例患者因"间断活动后喘憋3年,再发4月余"入院。4个月前患者曾于外院因肺栓塞住院治疗,出院后症状缓解不明显,仍存在明显活动后喘憋。本次于我院住院后,经超声心动图、肺动脉CTA、核素肺灌注显像、右心导管、肺动脉造影等一系列检查后,诊断为慢性血栓栓塞性肺动脉高压(CTEPH)。患者活动耐力重度受限,NT-proBNP明显升高,右心导管提示毛细血管前性肺动脉高压,肺动脉压及肺动脉阻力极高,有明显低氧血症及低心排血量,结合影像学检查,考虑患者存在重度慢性血栓栓塞性肺动脉高压、右心功能不全,临床病情极其危重。回顾患者既往诊治经过,患者间断活动后喘憋3年,其间未进行肺血管疾病的筛查,4个月前因诊断急性肺栓塞后进行规范抗凝治疗后,患者症状缓解不明显,推测其慢性肺血栓栓塞症的病史可能很长,单纯抗凝治疗无效,需要进行慢性肺血栓栓塞症的规范诊治。

患者肺动脉CTA及肺动脉造影显示右下叶基底段存在闭塞性病变,病变位置位于段水平,为BPA手术适应证,但由于是闭塞性病变,属于BPA介入手术复杂高危病变,易出现肺损伤等致命并发症。因患者临床病情危重,手术耐受性极差,且存在闭塞病变,故术前给予患者充分的强心、利尿、补钾、利奥西呱等药物降低肺动脉压,改善患者右心功能后,再实施BPA手术,避免BPA手术并发症的发生。

本例患者介入手术采用改良BPA术式,即分阶段逐级扩张。第1次BPA手术开通闭塞血管,选用2.0mm球囊扩张成功开通右A8。后继续药物治疗近3个月后,患者心功能明显改善,6分钟步行距离由第1次住院的258m提高到第2次住院的337m,NT-ProBNP由第1次住院的3492.4pg/mL降至第2次住院的591.1pg/mL,手术耐受能力明显提高。第2次BPA手术继续扩张右A8病变,逐级选用2.0mm、2.5mm、3.0mm、4.0mm球囊继续扩张右A8。成功开通右A10闭塞病变,选用2.0mm、2.5mm球囊扩张右A10。第2次BPA手术患者耐受性良好,术中及术后无并发症发生,症状明显好转。

慢性血栓栓塞性肺动脉高压是一类肺动脉梗阻性疾病,其主要因为肺动脉血栓机化、肺血管重构,进而引起肺动脉压力进行性升高,最终导致右心衰竭,甚至死亡。该病治疗方法有限,目前指南推荐多模态治疗,即包括外科肺动脉内膜剥脱术(PEA)、靶向药物治疗和BPA。对于中央型CTEPH患者来说,PEA为首选措施。但实际临床实践中,多数患者可选的治疗措施只有介入治疗BPA和药物治疗。药物治疗和BPA孰先孰后,需要对患者进行个体化评估后再做选择。

BPA手术虽然可明显改善血流动力学、右心功能和运动能力,但对于重度CTEPH,临床右心功能差,存在闭塞病变,此种情况下直接应用BPA治疗,导致肺损伤等严重致死并发症发生概率较高,本例重度CTEPH采用先进行强心、利尿、补钾及靶向药物利奥西呱等药物降低肺动脉压,充分改善患者右心功能后,再进行分次或分阶段BPA治疗。

分阶段逐级扩张的改良BPA术式是治疗重度CTEPH安全有效的策略。

小　结

临床对于单纯抗凝治疗效果不佳的急性肺栓塞，要警惕慢性肺血栓栓塞症的存在，要继续加强肺血管疾病诊治的宣教和普及工作。

对于心功能极差且存在慢性闭塞病变的重度CTEPH，先进行强心、利尿、补钾及靶向药物利奥西呱降低肺动脉压等治疗，充分改善患者心功能后，再进行BPA介入治疗，采用分阶段逐级扩张的改良BPA术式，是治疗重度CTEPH安全有效的策略。

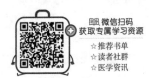

不典型肺栓塞：误诊为急性冠脉综合征

-------- 病例介绍 --------

病史简介

患者男，60岁，因"间断胸闷20余年，加重15天"入院。

现病史：患者20年前于劳累后出现胸骨后不适症状，呈烧灼憋闷样，向咽部放射，不向背部、双肩及双上肢放射，伴胸闷、憋气，就诊于外院，诊断为冠心病。间断发作时服用复方丹参滴丸，症状可有所缓解。患者于15天前无明显诱因出现胸闷、憋气且加重，活动耐力明显下降，伴有夜间阵发性呼吸困难，无胸痛、心悸，无大汗，无恶心、呕吐，无咳嗽、咳痰、咯血，无头晕、黑矇及意识丧失。就诊于当地医院，进行超声心动图检查显示：主动脉硬化，左心房扩大，左心室舒张功能减低。心电图显示：胸前导联T波低平。现为进一步治疗来我院就诊。患者自发病以来食欲、睡眠尚可，二便无明显变化，体重无明显改变。近期肢体关节疼痛，有晨僵。

既往史：糖尿病20余年，使用胰岛素控制血糖，空腹血糖约为10mmol/L，餐后为20mmol/L；高血压5~6年，最高可达160/90mmHg，平素服用拜新同、代文，血压控制在130/80mmHg；腔隙性脑梗死1年，未予以治疗；主诉有碘过敏史，无传染病病史。无吸烟及饮酒史。追问病史：患者有糖尿病周围病变，双下肢动脉粥样硬化。

体格检查

体温为36.5℃，脉搏为64次/分，呼吸为18次/分，血压为116/80mmHg，体重为90kg。

患者神志清晰，全身皮肤、黏膜无黄染，浅表淋巴结不大，眼睑无水肿，口唇无发绀，颈静脉无怒张。双肺叩清，双肺呼吸音清，未闻及明显干湿啰音。心前区无隆起，心界稍大，心率为64次/分，心律齐，未闻及杂音。腹平软，无压痛及反跳痛，肝脾未及。双下肢无水肿。

辅助检查

血常规：白细胞计数为5.6×10⁹/L，红细胞计数为4.59×10¹²/L，血小板计数为182×10⁹/L，血红蛋白为151g/L。

D-二聚体为4001.31ng/mL(↑),肌钙蛋白I为0.001ng/mL,CK及CK-MB正常。

BNP为21.1pg/mL。纤维蛋白原为4.492g/L(↑)。空腹血糖为10.16mmol/L(↑),糖化血红蛋白A为19.1%(↑)。尿沉渣葡萄糖4+,酮体(-),蛋白(-)。超敏CRP为5.97mg/L。

血脂:TC为6.44mmol/L(↑),TG为2.42mmol/L(↑),LDLc为3.94mmol/L(↑),极低密度脂蛋白胆固醇为1.62mmol/L(↑)。

肝肾功能:正常。

入院心电图:窦性心律,aVL导联T波低平。见图16-1。

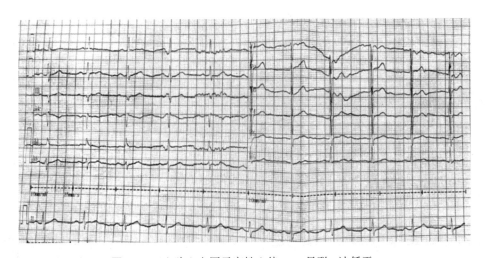

图16-1 入院心电图示窦性心律,aVL导联T波低平。

入院诊断

①冠状动脉粥样硬化性心脏病,不稳定型心绞痛,心功能Ⅱ级(NYHA);②高血压病2级(极高危);③2型糖尿病;④陈旧性脑梗死;⑤类风湿关节炎(怀疑)。

诊治经过

结合病史和相关检查,本次患者疾病发作,考虑冠心病、急性冠脉综合征或合并心力衰竭。入院后应动态观察心电图变化,并进行心肌损伤标志物、心肌酶、D-二聚体、BNP、超声心动图、冠状动脉造影等辅助检查明确诊断。

入院后第2天,24小时动态心电图(Holter)显示:平均心率为66次/分,最慢为48次/分,最快为103次/分,未见明显ST-T改变。动态血压显示:平均血压为142/78mmHg,日间平均血压为143/79mmHg,夜间平均血压为139/71mmHg。

入院后第3天,超声心动图检查结果:左心房增大,左心室舒张功能下降,EF为62%。

左心房内径为40.1mm,左心室舒张末内径为52.3mm,右心室舒张末内径为21.9mm。未发现右心增大及肺动脉高压。

自入院后至第4天,经阿司匹林及氯吡格雷抗血小板、降压、降糖、扩张冠状动脉、调脂等治疗后,患者症状明显缓解,未诉任何不适,病情稳定,活动耐力正常。临床支持冠心病、不稳定型心绞痛诊断,建议患者进行冠状动脉造影以明确诊断,患者拒绝。

患者于入院第5天,不顾多次劝阻自行离院洗澡,突发胸闷、憋气,心前区疼痛,伴有大汗、心悸,无明显背部及左上肢不适,紧急返回病房。体格检查:喘憋貌,神志清晰,心率为83次/分,血压为138/80mmHg,呼吸为20次/分,双肺呼吸音粗,各瓣膜听诊区未闻及杂音,腹部体格检查正常,双下肢不肿。临床支持急性冠脉综合征发作,紧急予以吸氧3L/min,0.9%NS 250mL+单硝酸异山梨酯20mg静脉注射扩张冠状动脉治疗。患者胸痛及胸闷症状有所缓解。急查随机指血血糖为12mmol/L。肌钙蛋白I为0.08ng/mL,CK-MB为4.1U/L,CK为72.2U/L。白细胞计数为5.5×10⁹/L,红细胞计数为4.91×10¹²/L,血小板计数为206×10⁹/L,血红蛋白为159g/L。胸痛发作时心电图提示窦性心律,Ⅲ及avF导联ST段轻度上斜型抬高,avR导联ST段轻度抬高。见图16-2。

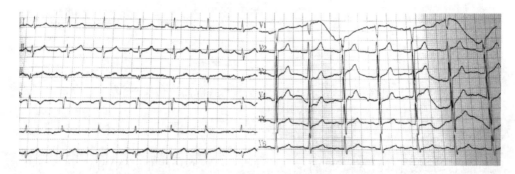

图16-2　患者入院第5天心电图示窦性心律,Ⅲ及avF导联ST段轻度上斜型抬高,avR导联ST段轻度抬高。

考虑患者急性冠脉综合征发作,再次建议其进行冠状动脉造影,患者主诉排黑便一次,且主诉既往对含碘造影剂过敏史,再次拒绝进行冠状动脉造影,并拒绝抗凝治疗。继续给予之前抗栓、降压、降糖、扩张冠状动脉、调脂等药物治疗。

患者仍间断发作胸痛及胸闷,入院后第7天,患者突发剧烈胸痛,伴胸闷、憋气,伴心悸、大汗、恶心,无呕吐,不伴肩背部放射痛。心电监护显示血压为100/80mmHg,脉搏为100次/分,呼吸为25次/分,SpO₂为88%,含服硝酸甘油后症状缓解不明显,体格检查较之前无明显变化。考虑患者可能存在急性心肌梗死,且患者反复胸痛不缓解,遂再次建议患者进行急诊冠状动脉造影等相关检查及治疗。急查肌钙蛋白I为0.096ng/mL(↑),

CK-MB为11.4U/L，CK为81.1U/L，D-二聚体为6017.1ng/mL(↑)。入院后第7天胸痛发作时心电图显示窦性心律，Ⅲ及avF导联ST段较前回至基线，Ⅲ、V1导联T波变倒置，I导联新发s波，心室率较之前明显加快。见图16-3。

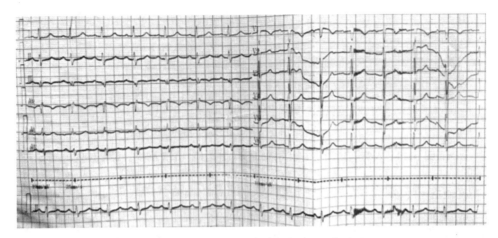

图16-3 入院后第7天心电图显示，窦性心律，Ⅲ及avF导联ST段较前回至基线，Ⅲ、V1导联T波变倒置，I导联新发s波，心室率较前明显加快。

急诊冠状动脉造影显示：前降支中段、近段可见50%狭窄，中段可见长段肌桥，收缩期压缩为80%，第一对角支中段可见80%局部狭窄，右冠状动脉中段50%狭窄。因冠状动脉造影未见有意义的狭窄，未进行介入治疗。肌钙蛋白I升高，考虑患者存在急性心肌梗死，复查粪常规未见潜血，排除活动性出血后，给予阿司匹林、氯吡格雷、替罗非班抗血小板，依诺肝素皮下注射抗凝，吸氧等治疗，因患者心率明显加快，加用美托洛尔缓释片23.75mg，每日1次。经上述治疗后患者症状明显缓解。

因复查D-二聚体升高达6017.1ng/mL，明显高于正常值(500ng/mL)，而且患者心电图示心率明显加快，Ⅲ导新发T波倒置，I导联新发s波，故高度怀疑存在急性肺栓塞，建议患者进行肺动脉CTA。患者因经济原因拒绝。

入院第10天，复查心电图发现出现SITⅢQⅢ表现，V1、V2导联T波变倒置见图16-4。

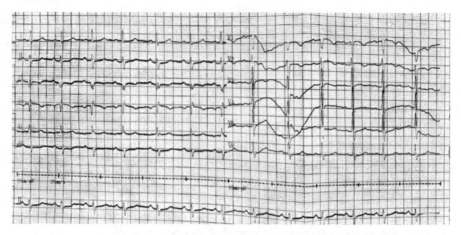

图16-4 入院第10天心电图出现 SIT Ⅲ Q Ⅲ 表现，V1、V2 导联 T 波变倒置。

再次建议进行肺动脉CTA明确诊断，患者同意。入院第10天进行肺动脉CTA显示：双肺动脉主干及双侧叶及段肺动脉可见造影剂充盈，双侧肺动脉主干及右肺中叶、下叶肺动脉近段、左肺上叶、下叶肺动脉近端可见多发充盈缺损影。肺动脉主干显示轻度扩张。印象：双侧多发肺动脉栓塞。

确诊急性肺栓塞（APE）后依据《中国急性肺栓塞诊断和治疗指南（2015）》，进行危险度分层为中高危，经积极抗凝治疗后病情减轻，血流动力学稳定。继续抗凝治疗，患者症状明显缓解，入院第11天复查心电图：心率较前减慢，I导 s 波变浅，V1导联 T 波倒置较之前加深（图16-5）。

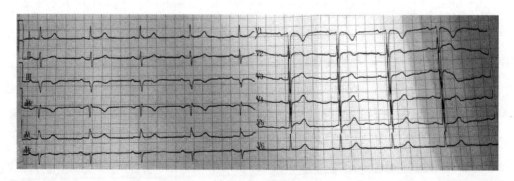

图16-5 入院第11天复查心电图，显示心率较前减慢，I导 s 波变浅，V1导联 T 波倒置较前加深。

入院第11天超声心动图显示：左心房增大，右心增大，左心室肥厚，肺动脉高压，右心室收缩功能下降，左心室舒张功能下降。左心房内径为40.4mm，左心室舒张末内径为39.4mm，右心室舒张末内径为26.5mm。以肺动脉血流频谱加速时间估测肺动脉平均压为49mmHg，右心室面积变化百分数为15%。查BNP为249pg/mL（↑）。下肢动脉彩超提示双下肢动脉硬化伴多发斑块形成。下肢静脉彩超提示左侧腘静脉部分血栓形成，双侧股及右侧腘静脉血流通畅。免疫及肿瘤全项指标未见异常。建议患者进行易栓症相关检查，患者拒绝。

患者体重为90kg，将依诺肝素以100IU/kg、每12小时1次用法计算，将依诺肝素用量调整为0.8mL，每12小时1次，并加用华法林2.5mg/d，停用氯吡格雷，定期监测患者INR值。患者经治疗，症状明显缓解，于入院第16天复查心电图，I导s波完全消失，Ⅲ及V1导联T波倒置变浅。见图16-6。

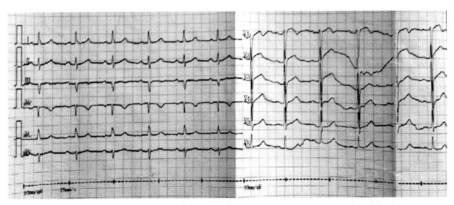

图16-6　入院第16天复查心电图，I导s波完全消失，Ⅲ及V1导联T波倒置变浅。

入院第16天复查超声心动图检查结果：左心房增大，左心室舒张功能下降。左心房内径为38.1mm，左心室舒张末内径为46.8mm，右心室舒张末内径为23.2mm。以肺动脉血流频谱加速时间估测肺动脉平均压为25mmHg。提示经治疗，右心缩小，肺动脉压降低。

最终诊断

①急性肺栓塞，下肢静脉血栓形成；②冠状动脉粥样硬化性心脏病，不稳定型心绞痛，心功能Ⅱ级（NYHA）；③高血压病2级（极高危）；④2型糖尿病，糖尿病肾病，糖尿病周围血管病变；⑤高脂血症；⑥陈旧性脑梗死；⑦支气管炎。

出院医嘱

患者经治疗好转出院。拒绝应用华法林抗凝，经与患者协商，患者自愿应用新型口服抗凝药物，嘱口服利伐沙班15mg，每日2次，连续3周，3周后改为20mg，每日1次，定期复查。

讨论与病例分析

APE是常见的心血管疾病，虽然现在对APE诊断意识已明显提高，但因为APE的病因及易患因素多样，临床症状、体征及心电图表现对于诊断缺乏特异性，故临床实践中，仍难以避免对该病误诊、漏诊或诊断不及时。

关于目前APE的诊断流程，首先进行临床可能性评估，然后进行初始风险分层，最后逐级选择检查手段明确诊断。对高危患者首选CT肺动脉造影明确诊断；对非高危患者如临床概率为中、低或可能性小，建议使用高敏法检测D-二聚体，阴性可排除急性肺栓塞，从而减少不必要的影像学检查和辐射。

《中国急性肺栓塞诊断和治疗指南(2015)》提出了APE新的易患因素：吸烟、肥胖、高脂血症、高血压、糖尿病、感染、输血、腹腔镜、3个月内心肌梗死或心力衰竭、3个月内心房颤动或心房扑动、其他心内科疾病、遗传缺陷(蛋白C、蛋白S、AT Ⅲ缺乏)。这些APE新的易患因素可与动脉疾病，尤其动脉粥样硬化危险因素(吸烟、肥胖、高脂血症、高血压、糖尿病)相同，故易误诊为左心疾病。

本例最终确诊为APE的患者没有肺栓塞既往公认的易患因素，但存在肥胖、高脂血症、高血压、糖尿病等新的APE易患因素。患者入院至入院后第4天期间，由于无肺栓塞既往公认的易患因素(临床可能性评估结果，APE临床概率为低)，经针对冠心病治疗后症状缓解、心电图未见明显异常动态改变及超声心动图未见右心功能不全和肺动脉高压，故没有疑诊急性肺栓塞。因此还应重视肥胖、高脂血症、高血压、糖尿病等新的APE易患因素的识别。

入院后第5天患者开始发生明显胸痛、胸闷。心电图显示窦性心律，Ⅲ及avF导联ST段轻度上斜型抬高，avR导联ST段轻度抬高。急查肌钙蛋白I较入院时升高达0.08ng/mL，故临床高度怀疑急性心肌梗死。由于患者不配合，未进行相关影像学检查，同时因APE的临床表现及心电图表现无特异性，没有及时确诊APE。

患者住院期间虽经抗血小板、降压、降糖及调脂治疗，病情仍加重，出现剧烈胸痛、胸闷不缓解，随后又发现D-二聚体明显呈动态升高，心电图亦有动态变化，提示APE可能性，最终进行肺动脉CTA确诊为APE。确诊APE后依据《中国急性肺栓塞诊断和治疗指南(2015)》进行危险度分层为中高危，经积极抗凝治疗病情缓解。

小 结

通过本病例,主要学习以下经验:

● 对本例进行APE临床可能性评估,APE临床概率为低。对非高危患者如临床概率为中、低或可能性小,注意使用高敏法检测D-二聚体,阴性可排除急性肺栓塞。本例患者D-二聚体呈动态明显升高,提示可能存在APE。

● 重视APE新易患因素的识别,可与动脉疾病,尤其动脉粥样硬化危险因素(吸烟、肥胖、高脂血症、高血压、糖尿病)相同,故易误诊为左心疾病。APE也可与动脉粥样硬化心脑血管疾病,如急性冠脉综合征及脑卒中等合并存在。

● 在缺少任何已知获得性危险因素的情况下仍可发生急性肺栓塞,这些患者中部分可检测到遗传缺陷,称为遗传性血栓形成倾向或遗传性易栓症。

● 因为APE的心电图表现多样,无特异性,故易误诊为冠心病,尤其是急性心肌梗死。

● 心电图表现虽然对APE的诊断缺乏特异性和敏感性,但心电图常常具有动态演变特点,可提示APE的可能性。

● 对于已明确诊断的APE患者,典型APE的心电图表现有利于对患者进行风险分层。随着病情缓解,心电图可恢复正常。

● 本例患者阿司匹林、氯吡格雷等抗血小板药物不能预防及治疗APE,抗血小板药物在APE治疗及预防中的应用价值值得进一步研究。

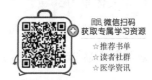

微信扫码
获取专属学习资源
☆推荐书单
☆读者社群
☆医学资讯

慢性阻塞性肺疾病合并重度肺动脉高压

病例介绍

病史简介

患者男,53岁,因"喘息伴咳嗽、咳痰1年,加重1周余"入院。

现病史:患者1年前无明显诱因出现喘息,伴咳嗽、咳痰,痰呈白色,发作性喘息,多于活动后加重。偶伴心悸,无明显胸痛、出汗,无恶心、呕吐、头晕、黑矇及一过性意识丧失。曾就诊于当地医院,诊断为慢性阻塞性肺疾病(COPD),喘息发作时吸入信必可治疗,症状可控制。但上述症状反复间断发作,患者活动耐力逐渐下降,不能胜任日常工作,只能进行轻体力活动,平地行走。患者1周前无明显诱因出现上述症状明显加重,咳嗽、咳痰性质同前,活动受限,夜间不能平卧,伴心慌、出汗,无恶心、呕吐、头痛、头晕及晕厥。患者于当地医院就诊,予以左氧氟沙星、氢化可的松、头孢曲松、氨溴索、氨茶碱等抗感染、平喘等治疗,症状减轻,可平卧,但仍有活动后喘息,平地行走即发作,活动明显受限。当地医院查超声心动图显示右心增大,肺动脉扩张,肺动脉高压(肺动脉收缩压为103mmHg),为进一步诊治入院。患者自发病以来精神、睡眠欠佳,饮食及二便如常,体重无明显减轻。

既往史:既往身体健康,无特殊疾病史。

个人史及婚育史:吸烟史35年,每天20支。偶有少量饮酒。25岁结婚,育有1子,配偶及儿子身体健康。

家族史:无特殊记载。

体格检查

体温为36.5℃,脉搏为99次/分,呼吸为18次/分,血压为116/80mmHg,身高为175cm,体重为50kg。

患者神志清晰,全身皮肤、黏膜无黄染,浅表淋巴结不大,眼睑无水肿,口唇无发绀,颈静脉无怒张。双肺叩清,双肺呼吸音清,未闻及明显干湿啰音。心前区无隆起,心界稍大,心率为99次/分,A2<P2,心律齐,未闻及杂音。腹平软,无压痛及反跳痛,肝脾未及。双下肢无水肿。

辅助检查

血常规:白细胞计数为$10.48×10^9$/L(↑),中性粒细胞百分比为84.9%(↑),红细胞计数为$4.88×10^{12}$/L,血小板计数为$233×10^9$/L,血红蛋白为139g/L。

D-二聚体为0.21mg/L,肌钙蛋白Ⅰ为0.0054ng/mL,CK及CK-MB正常。NT-proBNP为604.2pg/mL(↑)。纤维蛋白原为3.97g/L。空腹血糖为5.13mmol/L。尿便常规:未见异常。CRP为12.9mg/L(↑)。降钙素原:未见异常。

肝功能:TP为61U/L(↓),ALB为38.4U/L(↓),TBiL为32.9μmol/L(↑),TBiL为29μmol/L(↑),其余未见异常。

肾功能、电解质:未见异常。

血脂:TC为5.50mmol/L,TG为1.05mmol/L,LDLc为4.25mmol/L(↑),极低密度脂蛋白胆固醇为0.26mmol/L。

血气分析:pH值为7.459,PO_2为54.6mmHg(↓),PCO_2为33.5mmHg,提示Ⅰ型呼吸衰竭。

心电图:窦性心律,肺性P波,电轴右偏,右心室肥厚(图17-1)。

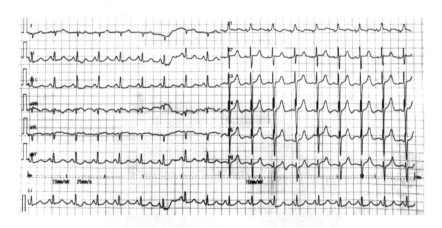

图17-1　患者心电图显示窦性心律,肺性P波,电轴右偏,右心室肥厚。

入院诊断

①慢性阻塞性肺疾病伴感染;②Ⅰ型呼吸衰竭;③肺动脉高压。

诊治经过

入院后给予哌拉西林他唑巴坦抗感染、雾化化痰平喘治疗,患者症状缓解不明显。因患者存在重度肺动脉高压,继续完善检查。

肿瘤及免疫全项：未见异常。

超声心动图：右心增大，肺动脉扩张，左心室舒张功能下降，肺动脉高压（PASP为104mmHg），心包积液（微量）。

肺功能：吸药后FEV$_1$/FVC为62.68%，FEV$_1$/预计值为66.3%，吸药后FEV$_1$无改善，气管舒张试验阴性。DLCO占预计值百分比为64.5%，弥散功能轻度降低，残气量/肺总量增高。FENO50（呼出气流速为50mL/s时呼出的一氧化氮浓度）为20PPB。

胸部平扫CT（图17-2）：双肺气肿伴双肺间质性病变，左肺微小结节影，考虑为肺内淋巴结、主动脉及冠状动脉扩张。

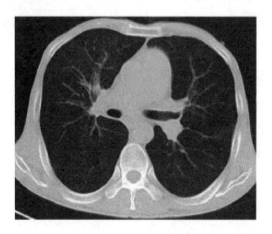

图17-2　胸部平扫CT显示双肺气肿伴双肺间质性病变。

肺动脉CTA：未见异常，见图17-3。

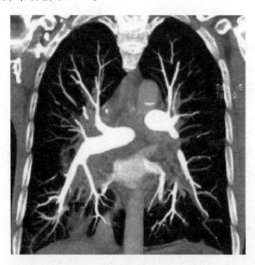

图17-3　肺动脉CTA：未见异常。

核素肺灌注（图17-4）：双肺多发大面积肺段及亚肺段血流灌注减低。仅右肺上叶前段,部分中叶内侧段,下叶部分前基底,少部分后基底段;左肺部分上叶前段、部分上舌段、下叶大部分后基底段可见造影剂分布浓集影。结合临床考虑慢性阻塞性肺疾病合并肺血栓栓塞的可能性大。

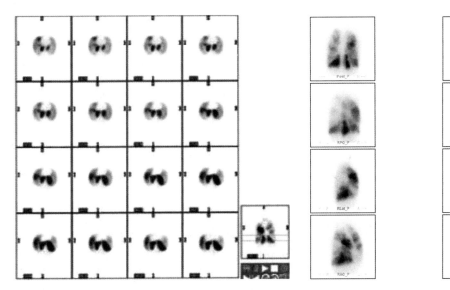

图17-4 核素肺灌注。

下肢静脉超声:未见异常。

腹部超声:肝内钙化灶。

睡眠监测:轻度睡眠呼吸暂停综合征。

冠状动脉造影:前降支轻微粥样硬化,前降支肌桥。

右心导管:右颈内静脉入路,导管未达异常路径。右心导管考虑为毛细血管前性肺动脉高压(表17-1)。

表17-1 右心导管提示毛细血管前性肺动脉高压

测量内容	结果	测量内容	结果
上腔静脉血氧饱和度	69%	肺动脉压(mmHg)	88/55/63
下腔静脉血氧饱和度	73.8%	左心室舒张末压(mmHg)	14
右心房血氧饱和度	66.47%	心排血量(L/min)	3.79
右心室血氧饱和度	67.15%	心指数[L/(min·m²)]	2.43
肺动脉血氧饱和度	67.35%	全肺血管阻力(WU)	16.64
桡动脉血氧饱和度	92.5%	肺小动脉阻力(WU)	12.95
右心房压(mmHg)	11/4/8	血红蛋白(g/L)	144
右心室压(mmHg)	83/-1/14		

考虑患者为多因素所致肺动脉高压,给予西地那非降低肺动脉压治疗,同时给予呋塞米、螺内酯利尿,利伐沙班抗凝,复方甲氧那明、孟鲁司特化痰平喘治疗,患者症状好转出院。1个月后门诊复查,患者症状明显好转,可以爬三楼,能进行日常活动与工作,NT-proBNP降低至224.1ng/L(↑)。嘱患者继续服药,3个月后住院复查。

讨论与病例分析

COPD是呼吸系统常见疾病,肺动脉高压(PH)是COPD的重要并发症,在肺动脉高压临床分类中,COPD相关PH(COPD-PH)归为第3类,即肺部疾病和(或)低氧相关肺动脉高压。COPD引起的全身缺氧可导致肺微小动脉的痉挛性收缩,从而导致肺动脉压升高。此外,患者长期患COPD会导致肺内结构破坏,肺血管层减少,也可引起肺动脉高压。相对于单纯的COPD患者,出现肺动脉高压的COPD患者病死率更高,即该人群总体预后较差。

COPD合并肺动脉高压时,肺动脉高压定义为平均肺动脉压(mPAP)>20mmHg。COPD-PH血流动力学的特点为mPAP多轻度升高,即大多mPAP≤35mmHg。COPD-PH的严重程度与mPAP密切相关,COPD合并重度肺动脉高压的定义为mPAP>35mmHg。本例患者右心导管测得mPAP高达63mmHg,有重度吸烟史,慢性咳嗽、咳痰和气短加重,严重时不能平卧,被迫取坐位,属于COPD合并重度肺动脉高压。然而,依据本例患者肺功能检查结果,FEV_1/FVC为62.68%,FEV_1/预计值为66.3%,吸药后FEV_1无改善,气管舒张试验阴性,DLCO占预计值百分比为64.5%,提示患者虽然符合COPD的诊断,但仅存在轻度阻塞型通气功能障碍和弥散功能轻度下降。胸部CT显示肺部病变不严重,并没有严重的气流受限。血气分析提示为Ⅰ型呼吸衰竭,没有二氧化碳潴留,用单纯COPD作为病因似乎不能解释重度肺动脉高压,即该患者存在COPD合并"不成比例"的肺动脉高压。因此,需要继续排查其他引起肺动脉高压的病因。睡眠监测提示患者存在轻度睡眠呼吸暂停,核素肺灌注显像可见双肺多发大面积肺段及亚肺段血流灌注减低。结合临床考虑COPD合并肺血栓栓塞可能性。综合上述检查结果,考虑患者重度肺动脉高压的原因与COPD、睡眠呼吸暂停综合征、肺血栓栓塞等多种可能因素相关。

目前指南不建议COPD-PH常规加用靶向药物治疗,但对于存在COPD合并"不成比例"的肺动脉高压,指南指出,可在肺动脉高压专科中心谨慎应用靶向药物,并推荐5型磷酸二酯酶抑制剂。本例加用了5型磷酸二酯酶抑制剂西地那非治疗,患者病情迅速得以缓解,活动耐量明显提高,目前还在密切随访中。

虽然mPAP可定义COPD-PH的严重度,但对于COPD-PH不良结局的预测因素尚未有统一标准。有许多与预后相关的因素,如 BNP、血流动力学参数、肺功能等。肺功能指标中 FEV_1/预计值用于评价气流阻塞,而肺一氧化碳弥散量(DLCO)可评估肺泡–毛细血管膜之间的完整性,即气体转运。有回顾性队列研究表明,FEV_1 值与肺血管阻力(PVR)、心指数或 mPAP 等血流动力学参数无相关性。FEV_1>50% 预计值和<50% 预计值患者之间的病死率无差异。而 DLCO 与 COPD-PH 患者的血流动力学参数有关:与 DLCO>50% 预计值的患者相比,DLCO<50% 预计值的患者心指数显著降低,PVR 显著升高,mPAP 有升高趋势。作为连续变量检查时,预计 DLCO 百分比与 PVR 和心指数中度相关,但与 mPAP 无显著相关性。与 DLCO>50% 预计值的患者相比,DLCO<50% 预计值的患者病死率明显更差。本例患者 FEV_1/预计值为 66.3%,DLCO 占预计值百分比为 64.5%,mPAP 为 63mmHg,目前病情明显好转,预后较好。得到的结果与上述回顾性队列研究一致,即 DLCO 占预计值百分比与 mPAP 无显著相关性,但 DLCO>50% 预计值的患者预后较好。因此,DLCO 占预计值百分比在 mPAP 重度升高者是评估预后较好的选择指标。

小　结

COPD-PH 血流动力学的特点是 mPAP 多为轻度升高,COPD-PH 严重程度与 mPAP 密切相关,当 COPD 合并重度肺动脉高压,即 mPAP>35mmHg 时,要警惕 COPD 合并"不成比例"的肺动脉高压。这类患者多非单纯第 3 类肺部疾病和(或)低氧相关肺动脉高压,需要进行肺动脉高压病因的全面排查。

对于 COPD-PH,不建议常规加用靶向药物治疗,但对于存在 COPD 合并"不成比例"的肺动脉高压,指南指出,可在肺动脉高压专科中心谨慎应用靶向药物,并推荐 5 型磷酸二酯酶抑制剂。

虽然 mPAP 可定义 COPD-PH 的严重度,但对于 COPD-PH 的不良结局的预测因素尚未有统一标准。肺功能中的 DLCO 占预计值百分比可能是较好的预后预测指标。

房间隔缺损合并早发肺动脉高压

---病例介绍---

病史简介

患者女,50岁,因"活动后心悸、气短42年,加重10余天"入院。

现病史:患者于42年前开始出现活动后心悸、气短,休息可缓解,自觉体力不如同龄人,易感冒,未进行系统诊治。活动后心悸、气短逐渐加重,31年前于我院检查,超声心动图提示肺动脉高压,建议进行右心导管检查,患者拒绝。25年前于我院住院进行右心导管、超声心动图等检查,右心导管测定肺动脉收缩压为112mmHg,肺动脉平均压为63mmHg,肺血管阻力为20.1WU。诊断为先天性心脏病、房间隔缺损、肺动脉高压、艾森曼格综合征。患者开始服用地高辛、利尿剂等对症治疗。8年前患者无明显诱因出现胸痛,于我院诊断合并急性肺栓塞,此后一直服用华法林抗凝治疗,并继续服用地高辛、利尿剂、氯化钾等。患者体力逐年下降,劳累或感冒后出现心悸、气短加重,食欲缺乏,双下肢水肿。之后多次于我院住院治疗。本次入院10天前患者无明显诱因再次出现喘憋加重,并出现双下肢及腰骶部水肿,无发热、咳嗽及咳痰,为进一步诊治而入院。

既往史:无其他特殊疾病史。

个人史及婚育史:无吸烟及饮酒史。未婚未育。

家族史:无特殊记载。

体格检查

身高为165cm,体重为40kg,血压为90/60mmHg,未吸氧下SpO_2为82%。

患者口唇明显发绀,颈静脉明显充盈,肝颈静脉回流征阳性,双肺呼吸音粗,可闻及湿啰音。心率为82次/分,心律齐,肺动脉瓣听诊区第二心音亢进、分裂,胸骨左缘第2~3肋间可闻及2/6级收缩期喷射性杂音及Graham Steell杂音,胸骨左缘第4肋间可闻及2/6级收缩期杂音及舒张中期杂音。腹围为63cm,腹平软,无压痛,肝肋下2指可及。杵状指(趾),双下肢水肿。

辅助检查

血常规:白细胞计数为5.4×10⁹/L,中性粒细胞百分比为67%,红细胞计数为7.48×10¹²/L(↑),血红蛋白为166g/L,血小板为152×10⁹/L。

D-二聚体为0.2mg/L,肌钙蛋白为0.05ng/mL。

凝血常规:凝血酶原时间为20.7秒,凝血酶原比值为1.68,国际标准化比值为1.64,部分凝血活酶时间为33.1秒,纤维蛋白原为2.399g/L,凝血酶时间为18.3秒。

血脂:TG为0.96mmol/L,TC为4.01mmol/L,HDL为0.67mmol/L,LDL为2.83mmol/L,动脉硬化指数为4.22。

心电图:窦性心律,电轴右偏,右心室肥厚(图18-1)。

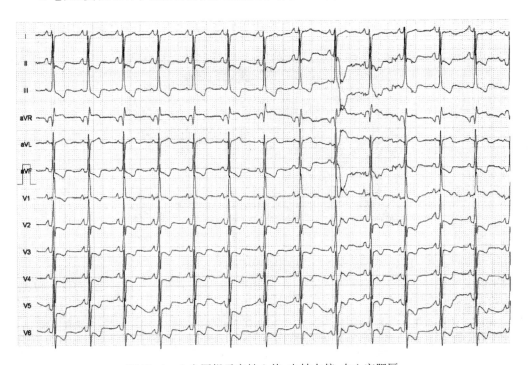

图18-1　心电图提示窦性心律,电轴右偏,右心室肥厚。

超声心动图:先天性心脏病,房间隔缺损(继发孔缺损,缺损直径约为2.96cm),重度肺动脉高压,三尖瓣反流最大速度为5.12m/s,跨三尖瓣口收缩期最高反流压差为104.84mmHg,肺动脉平均压为75mmHg(图18-2)。

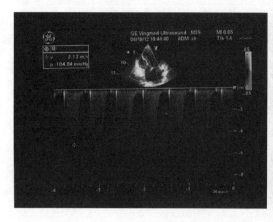 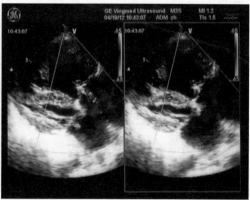

图18-2　超声心动图提示三尖瓣反流最大速度达5.12m/s。

胸部X线:肺动脉段凸出,右心房、右心室扩大(图18-3)。

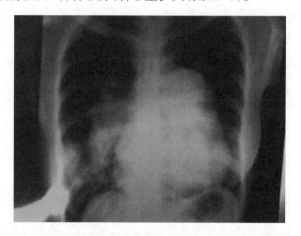

图18-3　胸部X线显示肺动脉段凸出,右心房、右心室扩大。

入院诊断

先天性心脏病,房间隔缺损,艾森曼格综合征,重度肺动脉高压,心力衰竭,心功能Ⅳ级(WHO)。

诊治经过

给予患者吸氧、地高辛强心、呋塞米及螺内酯利尿、华法林抗凝等治疗,并给予法舒地尔30mg静脉点滴及口服波生坦降低肺动脉压治疗。治疗后水肿消失,喘憋减轻。

患者转归

患者口服波生坦31.25mg,每日2次,共1个月,复查肝功能正常后,波生坦加量至62.5mg,每日2次,半个月时再次复查。患者喘憋症状明显缓解,肝功能正常,患者活动耐量提高,由卧床不能活动提高到下床轻微活动。6分钟步行距离约为96m。患者因经济原因,波生坦未再加量。

服用波生坦1.5个月后,超声心动图显示三尖瓣反流最大速度为4.29m/s,跨三尖瓣口收缩期最高反流压差为74mmHg;TAPSE为14.5mm;肺动脉平均压为64mmHg(图18-4)。

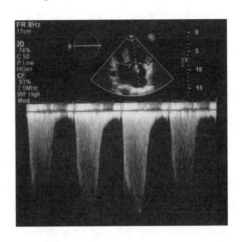

图18-4　服用波生坦1.5个月后,超声心动图显示三尖瓣反流最大速度为4.29m/s。

加用波生坦半年期间,患者喘憋症状减轻,未再出现水肿,日常可轻微活动。服用波生坦半年后,患者发热、咳嗽、咳痰后出现明显喘憋,无水肿,考虑肺感染后诱发心力衰竭,于我院住院,给予抗感染、强心、利尿、抗凝、补钾及波生坦降低肺动脉压治疗,住院约5天,患者于排便后突发猝死。

讨论与病例分析

先天性心脏病合并肺动脉高压可分为四大类:艾森曼格综合征、左向右分流性心脏病、小缺损合并肺动脉高压和矫正术后肺动脉高压。本例患者女性,50岁,儿时发现先天性心脏病,房间隔缺损,未进行系统诊治。单纯房间隔缺损,由于是左右心房之间的低压力腔分流,儿童青少年时期临床症状多不明显,多数患者成人期才缓慢出现症状。而本例患者31年前于我院查超声心动图提示肺动脉高压,25年前于我院住院进行右心导管、超声心动图等检查,右心导管测定肺动脉收缩压为112mmHg,肺动脉平均压为63mmHg,肺血管阻力为20.1WU。诊断为先天性心脏病,房间隔缺损,肺动脉高压,艾森曼格综合征。患者在其房间隔缺损的病程早期就出现重度肺动脉高压、艾森曼格综合征,推测该患者出现重度肺动脉高压的原因并不是单纯的房间隔缺损,而是在房间隔缺损的病程早期存在广泛肺血管重构，肺血管阻力增加，病理学改变与特发性肺动脉高压类似，从而引起重度肺动脉高压。

先天性心脏病合并肺动脉高压传统治疗手段包括吸氧、抗凝、强心、利尿等治疗。随着肺动脉高压现代治疗手段的不断进步，目前指南推荐应用肺动脉高压靶向药物。靶向药物已被证实能显著提高艾森曼格综合征患者的存活率及生活质量。在现代治疗中，常给予艾森曼格综合征患者多种肺动脉高压靶向药物联合应用。本例房间隔缺损病程中早期出现重度肺动脉高压，推测其肺血管病理改变与特发性肺动脉高压类似，故应尽早给予肺动脉高压靶向药物治疗。因为本例患者发病时处于肺动脉高压缺乏有效治疗手段的年代，肺动脉高压靶向药物匮乏，只能采取吸氧、抗凝、强心、利尿等常规治疗。在肺动脉高压及艾森曼格综合征确诊后大约30年，我国才有市售的第一个肺动脉高压靶向药物——内皮素受体拮抗剂波生坦。

患者应用小剂量波生坦31.25mg，每日2次，共1个月，后加量至62.5mg，每日2次，共半个月，患者活动耐量明显改善，可下床行走。药物昂贵，由于经济原因，患者波生坦未用至足量，且未联合加用其他靶向药物，病情未能进一步控制，在服用小剂量波生坦半年后，患者因发生呼吸道感染，导致肺动脉高压进一步加重而猝死。

小　结

单纯房间隔缺损在病程早期很少引起重度肺动脉高压。如果房间隔缺损患者在病程早期即出现重度肺动脉高压、艾森曼格综合征，需要对病因进行全面筛查。对于疑似存在肺血管广泛重构的患者，应积极联合、足量、规范应用肺动脉高压靶向药物，并对重度肺动脉高压、艾森曼格综合征进行规范管理，最大限度提高患者的生存率及生活质量。

易漏诊的先天性心脏畸形:部分型肺静脉异位引流

病例介绍

病史简介

患者女,48岁,因"活动后喘息3周"入院。

现病史:患者于3周前出现活动后喘息,行走约500m即出现,伴有心悸,无胸痛、恶心呕吐、意识丧失、大小便失禁。心电图检查提示右心室肥厚,室性期前收缩(图19-1)。超声心动图提示右心增大,肺动脉高压,加用诺新妥、美托洛尔治疗,1周后患者症状较之前未见好转,并出现头晕,短暂视物模糊。停用上述药物,仍有间断喘息伴心悸,多于活动后发作,无夜间阵发呼吸困难。门诊以肺动脉高压收入我科进一步治疗。患者饮食、睡眠尚可,二便无变化,体重无显著变化。

既往史:平素身体健康。10年前进行双侧胸部隆胸术,7年前进行人工流产术。否认过敏史,无烟酒史。

家族史:无遗传病病史。

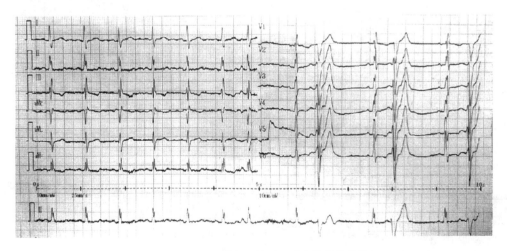

图19-1　患者3周前心电图显示室性期前收缩。

体格检查

体温为36.6℃,脉搏为72次/分,呼吸为17次/分,血压为116/78mmHg。

患者神志清晰,全身皮肤无黄染,结膜无苍白,无肝掌及蜘蛛痣,口唇无发绀,颈软。双肺呼吸音清,未闻及干湿啰音。心率为72次/分,心律齐,心音有力,肺动脉瓣听诊区可闻及2/6级收缩期吹风样杂音。腹平软,无腹壁静脉曲张及胃肠蠕动波,全腹无明显压痛,无反跳痛,全腹未触及包块,肝脾肋下未及,肝肾区无叩击痛,移动性浊音阴性,肠鸣音正常。双下肢无水肿。

辅助检查

NT-proBNP为357.3ng/L($\uparrow$),cTnI未见异常,D-二聚体未见异常。

血常规:白细胞计数为6.98×10^9/L,血红蛋白为125g/L,血小板计数为268×10^9/L。

尿常规:白细胞3+,潜血2+。

肿瘤标志物:β$_2$-微球蛋白为1996.74μg/L($\uparrow$),其余正常。

血沉为28mm/h。

免疫全项:IgG为1670.00mg/dL($\uparrow$),补体C3为74.1mg/dL($\downarrow$),其余正常。

肾功能、电解质、甲状腺功能、粪常规正常。

入院心电图:窦性心律,不完全性右束支传导阻滞(图19-2)。

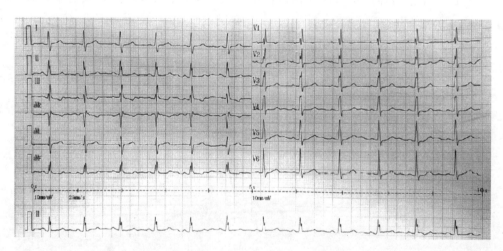

图19-2 患者入院后心电图显示不完全性右束支传导阻滞。

超声心动图:右心室前壁前方可见约6.4mm的液性暗区,提示右心室容量负荷过重表现,右心增大,肺动脉扩张,心包积液(少量),左心室舒张功能下降(表19-1)。

表19-1　患者入院时的超声心动图检查参数

测量内容	结果	测量内容	结果
左心房内径(mm)	32.7	右心室前壁厚度(mm)	3.7
左心室舒张末内径(mm)	36.7	三尖瓣反流峰值速度(cm/s)	309
左心室射血分数	67%	肺动脉收缩压(mmHg)	38
右心房上下径(mm)	54	右肺动脉(mm)	27.7
右心房左右径(mm)	51	下腔静脉宽度(mm)	13.1
右心室舒张末内径(mm)	39.6	下腔静脉塌陷率	>50%

　　胸片:①右肺门影增大,应结合临床判断;②主动脉硬化;③肺血增多(图19-3)。

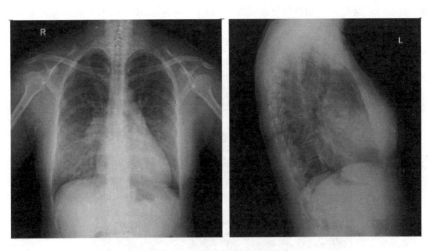

图19-3　胸片提示肺血增多。

　　胸部CT平扫:双肺纹理增重,主动脉及冠状动脉硬化。

　　肺动脉CTA:双肺动脉主干可见造影剂充盈,管壁显示光滑,未见充盈缺损影。右上、中、下肺动脉及左上、下肺动脉管壁内可见造影剂充盈,管腔未见狭窄及梗阻性改变。右上肺静脉与右中肺静脉共干,膨大畸形,部分与右心房顶部相通,下端与左心房相通。结论:右肺静脉复杂畸形(图19-4)。

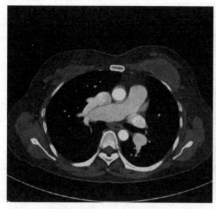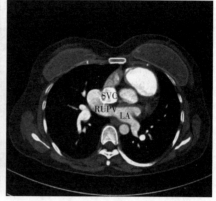

图19-4 肺动脉CTA提示右肺静脉复杂畸形。SVC,上腔静脉;RUPV,右上肺静脉;LA,左心房。

冠状动脉造影:未见异常。

右心导管:因肺血管CT提示有先天畸形,故选择右股静脉入路,右心导管可达右上肺静脉。进行多部位测压并做血气分析,见图19-5。

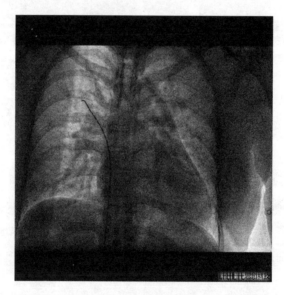

图19-5 右心导管沿股静脉入路可达右上肺静脉。

右心导管检测指标(表19-2)提示上腔静脉及右心房上血氧饱和度异常升高。肺循环血流量(QP)为12.31L/min,体循环血流量(QS)为4.0L/min,QP/QS为3.08,全肺阻力为1.71WU,肺小动脉阻力为0.97WU。

表19-2 右心导管检测指标

测量内容	结果	测量内容	结果
上上腔静脉血氧饱和度	68.1%	桡动脉血氧饱和度	93.4%
上腔静脉血氧饱和度	92.4%	右心房压(mmHg)	9/1/6
下腔静脉血氧饱和度	76.1%	右心室压(mmHg)	33/-2/9
右心房上血氧饱和度	94%	肺动脉压(mmHg)	32/13/21
右心房中血氧饱和度	79.9%	右上肺静脉压(mmHg)	12/3/9
右心房下血氧饱和度	80.9%	肺循环血流量(QP)(L/min)	12.31
右心室中血氧饱和度	89%	体循环血流量(QS)(L/min)	4.0
右心室流出道血氧饱和度	89.2%	QP/QS	3.08
主肺动脉血氧饱和度	90.3%	全肺血管阻力(WU)	1.71
左肺动脉血氧饱和度	87.4%	肺小动脉阻力(WU)	0.97
右上肺静脉血氧饱和度	97.5%	血红蛋白(g/L)	125

经食管超声心动图:考虑右上肺静脉异位引流(APVC),部分右下APVC不除外,房间隔筛孔样缺损,房水平微弱左向右分流,卵圆孔未闭,房水平双期双向分流。

下肢静脉超声:未见异常。

腹部超声:肝右后叶高回声团(肝血管瘤?),脾大。

头颅CT:未见异常。

诊治经过

完善相关检查后转往心外科进行部分型APVC矫正+三尖瓣成形术,手术顺利。术后予强心、利尿、补钾、抗凝、抗心律失常、护胃等治疗。患者症状好转出院。

出院诊断

①先天性心脏病:部分型APVC、卵圆孔未闭、三尖瓣关闭不全;②心律失常:不完全性右束支阻滞、室性期前收缩。

讨论与病例分析

APVC是指单支/多支肺静脉与右心房直接连接或借道于体循环间接地异位引流至右心房的一种先天性心脏病,APVC根据异常连接的肺静脉数量分为完全型(TAPVC)和部分型肺静脉连接异常(partial APVCP或PAPVC)。TAPVC即全部肺静脉均直接或通过体静脉与右心房连接;PAPVC为一支或多支(非全部)肺静脉直接或通过体静脉与右心房连接。临床表现严重程度与左向右分流量有关,分流量小的患者对血流动力学影响小,可能终身无临床症状,无须手术,常见于单支APVC。而分流量大的患者可有心悸、气短、胸痛症状,部分患者可出现严重的肺动脉高压,要尽早发现和尽早干预。

PAPVC的临床表现、心电图检查等缺乏特异性,且超声心动图检查漏诊率较高,故实际临床诊断较为困难,肺动脉CTA和右心导管可帮助诊断。肺动脉CTA虽然是诊断PAPVC的最佳无创检查手段,但要注意仅进行传统的肺动脉单期扫描也会发生漏诊。扫描采集图像时,不仅要包括传统的肺动脉单期扫描,还需要包括肺静脉期的多期扫描,只有这样才能显示出肺静脉异位引流图像。经胸超声心动图相对容易漏诊,对于高度怀疑肺静脉异位引流的患者,可行经食管超声心动图帮助诊断。右心导管除了有助于诊断外,还可计算分流量指导治疗。右心导管也同样要规范操作,在完善肺动脉CTA、超声心动图、胸片等无创检查之后,有的放矢地进行检查。本例患者在右心导管检查前完善了肺动脉CTA等无创检查,肺动脉CTA发现右肺静脉先天畸形,因此在右心导管操作时,注意导管进入异常通路的位置、压力及血氧饱和度情况。选择易于到达异常路径的右股静脉作为入路到达右肺静脉,证实了患者右肺静脉畸形,并且为了准确计算分流量指导治疗,多部位采血测血氧饱和度,最终计算出患者QP/QS为3.08,这说明患者分流量很大,对血流动力学有较大影响,发现后早期及时手术矫正治疗。

小　结

部分型APVC是较容易漏诊的先天性畸形,临床医生应提高诊断意识,采取适当的检查手段与技术,才能高效准确地进行诊断及治疗。

对于分流量较大的部分型APVC,要尽早识别、尽早手术矫正。

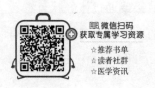

肺动脉压正常的肺血管病

病例介绍

病史简介

患者女,69岁,因"间断活动后喘憋3年,再发1月余"入院。

现病史:患者3年前于活动后出现喘憋,无明显胸痛、心悸、恶心、呕吐、头晕、头痛、一过性意识丧失和咳嗽、咳痰,于外院住院诊断为急性肺栓塞,经系统治疗后好转出院。出院后患者规律服用利伐沙班等抗凝药物,病情平稳,无明显不适。患者2年前在当地医院进行肺栓塞复查(复查肺动脉CTA及下肢静脉超声未见异常),因病情好转停用利伐沙班。停止服用利伐沙班后患者喘憋症状间断发作,1年前患者于外院住院进行冠状动脉造影,未见明显异常。1个月前无明显诱因再次发作喘憋,无法爬楼及上坡,只能平地行走,伴头痛不适,偶有头晕,伴左下肢疼痛、胸痛,无恶心、呕吐、视物旋转、模糊,无黑矇及一过性意识丧失,自测血压升高,最高为200/100mmHg,自行口服替米沙坦治疗,疗效欠佳。患者于入院4天前就诊于外院,查头部CT未见异常。心电图显示窦性心律,大致正常。为进一步诊治收入我院。患者自发病以来,精神、饮食、睡眠尚可,二便如常,体重未有明显变化。

既往史:高血压病史20年余,最高血压为220/120mmHg,平素口服替米沙坦治疗,近期血压控制不理想。否认糖尿病、脑血管病、溃疡病、青光眼病史。

个人史、婚育史及家族史:无吸烟及饮酒史,29岁结婚,育有1女。家族中无遗传病等病史。

体格检查

体温为36.6℃,脉搏为80次/分,呼吸为21次/分,血压为133/84mmHg,身高为158cm,体重为67kg。

患者神志清晰,全身皮肤、黏膜无黄染,浅表淋巴结不大,眼睑无水肿,口唇无发绀,颈静脉无怒张。双肺叩清,双肺呼吸音清,未闻及明显干湿啰音。心前区无隆起,心率为80

次/分,心律齐,未闻及杂音。腹平软,无压痛及反跳痛,肝脾未及。双下肢无水肿。

辅助检查

NT-ProBNP为62.1pg/mL,D-二聚体为313.26ng/mL,cTnI为0.011ng/mL。

生物化学、凝血常规、易栓症三项及甲状腺功能:未见异常。

免疫学指标:免疫球蛋白、补体、ANA谱、ANCA、抗磷脂抗体谱未见异常。

肿瘤标志物:未见异常。

心电图:窦性心律,未见心律失常,未见ST-T改变(图20-1)。

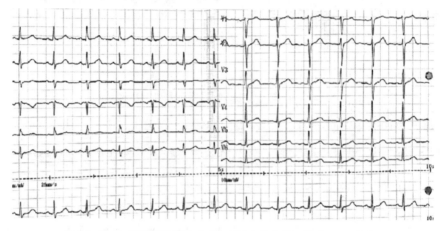

图20-1　心电图显示窦性心律,未见心律失常,未见ST-T改变。

超声心动图:三尖瓣反流峰值速度为2.55m/s,压差为26mmHg,估测肺动脉收缩压为26mmHg。左心室节段运动(左心下壁相对变薄且呈低动力改变),主动脉瓣及二尖瓣钙化,左心室舒张功能下降(表20-1)。

表20-1　患者超声心动图指标

测量内容	结果	测量内容	结果
左心房前后径(mm)	33	右心室舒张末内径(mm)	21.5
左心室舒张末内径(mm)	46.8	三尖瓣反流峰值速度(m/s)	2.55
左心室射血分数	66%	肺动脉收缩压(mmHg)	26
室间隔厚度(mm)	7.9	TAPSE(mm)	23.1
左心室后壁厚度(mm)	8.1	下腔静脉宽度(mm)	14
右心房上下径(mm)	31.6	下腔静脉塌陷率	>50%
右心房左右径(mm)	41	主肺动脉径(mm)	25
右心房面积(cm²)	9.75		

腹部超声：未见异常。

下肢静脉超声：未见异常。

肺核素灌注扫描：双肺显影较清晰，右肺上叶尖段、前段及后段、中叶内侧段及外侧段、下叶各基底段，以及左肺上叶尖后段及舌段、下叶各基底段均可见造影剂分布稀疏/缺损影。心影增大。肺核素灌注所见：双肺多发血流灌注减低，结合临床考虑为肺栓塞，建议治疗后复查（图20-2）。

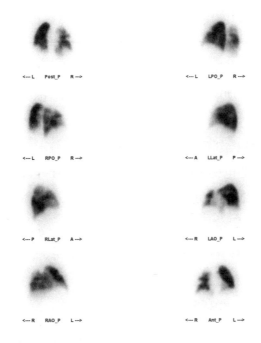

图20-2　患者肺核素灌注显示双肺多发血流灌注减低，结合临床考虑为肺栓塞。

胸部CT平扫及肺动脉CTA：双肺动脉主干可见造影剂充盈，管壁显示光滑，未见充盈缺损影。右下肺动脉及左上、下肺动脉管壁内可见造影剂充盈，管腔未见狭窄及梗阻性改变。右上、中肺动脉及分支造影剂充盈欠佳。双肺纹理增重，透过度不均。心脏增大，沿主动脉管壁可见钙化影。肺动脉CTA检查可见右中、上肺动脉充盈欠佳，应结合临床诊断；双肺纹理增重；双肺透过度不均，考虑小气道病变；心脏增大，主动脉硬化。

冠状动脉造影：前降支中段肌桥，收缩期狭窄50%，第一对角支开口局限狭窄90%，回旋支远段弥漫狭窄40%，未进行支架植入术。

肺动脉造影：左下肺动脉前外侧段显影淡，血流减慢，左上肺、右上肺、右中叶及右下肺动脉网格状狭窄，分支细。

右心导管：导管路径未见异常。心排血量减低，肺血管阻力轻度升高（表20-2）。

表20-2　患者右心导管结果

测量内容	结果	测量内容	结果
上腔静脉血氧饱和度	67.8%	肺动脉压(mmHg)	14/8/11
下腔静脉血氧饱和度	83%	肺小动脉楔压(mmHg)	4/3/3
右心房血氧饱和度	72.6%	心排血量(L/min)	2.98
右心室血氧饱和度	65.35%	心指数[L/(min·m²)]	1.79
肺动脉血氧饱和度	62.30%	全肺血管阻力(WU)	3.69
桡动脉血氧饱和度	97.9%	肺小动脉阻力(WU)	2.69
右心房压(mmHg)	2/0/1	血红蛋白(g/L)	129
右心室压(mmHg)	13/-1/4		

心肺运动试验报告：

● 心肺运动评估：运动耐量下降：Peak VO$_2$ 为 6.6mL/(min·kg)，二氧化碳通气当量(VE/VCO$_2$)斜率为51.8。

● 心血管表现：静息状态下血压、心率正常；运动中血压反应弱，心率未达到次级量运动目标心率。运动中心电图显示窦性心律，未见明显ST-T改变，未见心律失常。

● 静态肺功能：静态肺通气功能正常，弥散功能下降。

诊疗经过

建议患者进行肺动脉球囊扩张术，患者拒绝。给予抗凝、降压等治疗，患者好转后出院。

出院诊断

①慢性肺血栓栓塞症；②高血压病3级（极高危）。

出院带药

利伐沙班片20mg，每日1次；瑞舒伐他汀钙片10mg，每晚1次；厄贝沙坦片75mg，每日1次。

讨论与病例分析

本例因"间断活动后喘憋3年，再发1月余"入院，患者入院心电图未见异常，化验D-二聚体、肌钙蛋白和NT-proBNP正常，超声心动图各腔室大小正常，三尖瓣反流峰值速度为2.55m/s，未提示有肺动脉高压，仅提示左心室节段运动（左心室下壁相对变薄呈低动力改变）。患者既往有急性肺栓塞病史，曾在医生指导下规律服用利伐沙班抗凝约半年，半年后于当地医院复查肺动脉CTA及下肢静脉超声均未见异常。患者自认为病情好转且肺栓塞已经治愈，故停用利伐沙班。本次入院患者自认为因高血压发作引发心血管问题,住院初期患者及家属对于进行肺血管疾病的筛查难以理解,经主管医生详细讲解后方同意进行肺血管疾病筛查。

经进一步检查发现,患者冠状动脉造影未见明显有意义的狭窄。胸部CT平扫双肺纹理增重。肺动脉CTA显示右中、右上肺动脉充盈不佳,其余右下肺动脉、左上肺动脉、左下肺动脉均未见狭窄及梗阻性改变。但患者核素肺灌注提示多发血流灌注减低,右肺上叶尖段、前段、后段、中叶内侧段及外侧段、下叶各基底段,以及左肺上叶尖后段及舌段、下叶各基底段均可见显像剂分布稀疏/缺损影。右心导管显示肺动脉压力正常,肺动脉血氧饱和度为62.3%,股动脉血氧饱和度为97.9%,肺循环心指数为1.79L/(min·m²),肺小动脉阻力为2.69WU,右心导管提示患者心功能减低,肺血管阻力轻度升高。心肺运动试验运动耐量明显下降:PeakVO$_2$为6.6mL/(min·kg),二氧化碳通气当量(VE/VCO$_2$)斜率为51.8。患者通气功能正常。依据上述肺血管疾病专科检查,结合患者既往有明确急性肺栓塞病史及后续停抗凝药史,最后诊断为慢性血栓栓塞性肺疾病(CTED)。

本例情况表明,虽然目前急性肺栓塞的诊断意识已明显提高,急性肺栓塞的诊断和治疗率也明显改善,但实际治疗的规范性还极度欠缺,存在随意停用抗凝药的情况。肺栓塞复查随访工作也不够理想,肺栓塞随访复查不仅意识欠缺,而且随访复查项目不完整,尤其是核素肺灌注/通气显像和心肺运动试验常被忽略。核素肺灌注/通气显像能反映早期肺部血流灌注和气道通畅情况,该方法还弥补了肺动脉CTA对于远段以下肺小动脉栓塞诊断效能不足的缺点,它是目前诊断肺栓塞疾病最敏感的检查方法。本例患者出现肺动脉CTA几乎正常,但核素肺灌注提示多发血流灌注减低的情况。需要指出单独做肺灌注显像不能确定CTED或(CTEPH),必须结合通气显像、胸部CT等其他检查指标。而心肺运动试验是对心肺功能联合进行测定的试验,VE/VCO$_2$斜率≥36被认为是预测肺血管疾病的最强指标,本例患者VE/VCO$_2$斜率为51.8且PeakVO$_2$明显减低至6.6mL/(min·kg),强烈提示患者存在肺血管疾病,而且患者运动耐量已明显下降,有必要进一步积极治疗。建议患者行肺动脉球囊扩张术以改善肺动脉血流,从而改善心功能,但患者及家属拒绝,只能密切随访。

在肺血管疾病的临床工作中,深感公众缺乏对肺血管疾病诊治的了解,极少主动就医。此例患者肺动脉压力正常,经检查诊断为CTED,需要积极治疗,但患者对于医生行肺动脉球囊扩张术的建议仍然无法接受。近年来,随着肺血管疾病知识的日益普及,临床医生和患者对于肺动脉高压的认识有所提高,如果发现慢性栓塞性肺动脉高压(CTEPH)通常可引起患者和临床医生的重视,但如果患者的肺动脉压力正常,则很少有医生和患者愿意进行肺血管疾病相关检查,从而使CTED比CTEPH更加难以早期诊断及早期治疗。本例患者右心导管及心肺运动试验显示心功能明显减低,这提示虽然肺动脉压力正常,但CTED和CTEPH同样能引起患者心功能和活动耐量明显减退,会严重影响患者的预后,因此也需要积极规范治疗。肺血管疾病规范化诊疗工作的普及仍任重而道远。

小 结

急性肺栓塞要进行规范治疗,不能随意停用抗凝药,以免患者出现慢性血栓栓塞性肺疾病。对于肺动脉压力正常的患者,如果存在不能解释的呼吸困难、活动耐量下降,应及时在肺血管中心进行肺血管疾病的专科筛查。

肺栓塞随访复查工作要规范,右心导管、核素肺灌注/通气显像、心肺运动试验等检查对于慢性血栓栓塞性肺疾病的诊断与治疗具有重要的价值。对于心肺运动试验提示活动耐量明显减退的CTED,即使肺动脉压力正常,也应与CTEPH一样进行积极规范的治疗。

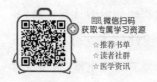

溶血性贫血、肺肿瘤合并肺动脉高压:多种合并症并发急性肺血管血栓造成的肺动脉高压的诊治

病例介绍

病史简介

患者女,78岁,因"间断胸闷心悸2天,加重6小时"入院。

现病史:患者2天前无明显诱因出现胸闷心悸不适,无发热、咳嗽、胸痛、咯血、黑矇、晕厥等,未予重视。于6小时前晨起后无明显诱因出现胸闷、憋气加重,伴心悸及轻微一过性视物模糊,无恶心、呕吐、头晕、意识丧失等症状,休息后可逐渐缓解。症状间断发作,以活动后明显,性质同前。为进一步诊治就诊于我院急诊科,心电图检查显示窦性心动过速,部分导联ST-T改变。肌钙蛋白及D-二聚体升高,不除外肺栓塞的可能,遂入院进一步治疗。患者发病以来精神、饮食良好,无头痛、头晕、腹痛、腹泻及尿急、尿痛等不适,体重无显著改变。

既往史:36年前曾于外院诊断为阵发性睡眠性血红蛋白尿,治疗期间曾输血治疗,自述已治愈。7年前因下肢静脉血栓形成于我院进行下腔静脉滤器植入术,同年取出。多发性脑梗死病史3年余,未留有肢体活动障碍。2年前因自身免疫性溶血性贫血于我院血液科住院治疗,治疗后好转出院。出院后规律口服甲泼尼龙片,后在血液科门诊医生指导下逐渐减量至4mg,每日1次,病情一直较稳定。近半年患者未于血液科进行复查,但坚持服用甲泼尼龙片(4mg,每日1次)及碳酸钙D_3等药物治疗。

个人史:无吸烟、饮酒史。

家族史:无遗传病病史。

体格检查

体温为36.5℃,脉搏为99次/分,呼吸为18次/分,血压为118/76mmHg。

患者神志清晰,全身皮肤、黏膜无黄染,浅表淋巴结不大,眼睑无水肿,口唇无发绀,颈静脉无怒张。双肺叩清,双肺呼吸音清,未闻及明显干湿啰音。心前区无隆起,心率为

99次/分,心律齐,肺动脉瓣听诊区第二心音亢进,未闻及杂音。腹平软,无压痛及反跳痛,肝脾未及。双下肢无水肿。

辅助检查

血常规:白细胞计数为9.08×10⁹/L,中性粒细胞百分比为85.80%(↑),红细胞计数为4.24×10¹²/L,血红蛋白为130g/L,血小板计数为118×10⁹/L(↓)。

凝血常规:凝血酶原时间为14.6秒(↑),部分凝血活酶时间为58.5秒(↑),凝血酶时间为18.6秒(↑),纤维蛋白原为1.96g/L(↓)。

NT-proBNP为23 357.8ng/L(↑),D-二聚体为20mg/L(↑),肌钙蛋白为0.12ng/mL(↑),CK、CK-MB正常。

血气分析(吸氧3L/min):pH值为7.428,二氧化碳分压为26.3mmHg(↓),氧分压为83mmHg,乳酸为1.50mmol/L,呼吸指数为147%(↑),实际碱剩余为-5.60(↓),肺泡动脉氧分压差为121.60mmHg(↑),标准碱剩余为-7.00(↓),标准碳酸氢盐浓度为19.80mmol/L(↓),吸入氧浓度为33.00%,血氧饱和度为95.90%。

肝功能:ALB为32.5g/L(↓),ALT为114.8U/L(↑),AST为110.0U/L(↑),TBiL为11.6μmol/L,DBiL为2.3μmol/L,IBiL为9.3μmol/L,GGT为185.7U/L(↑),ALP为159.6U/L(↑)。

肾功能:肌酐为115μmol/L(↑),尿酸为390.4μmol/L(↑),尿素氮为10.6mmol/L(↑)。

电解质、甲状腺功能、空腹血糖、尿常规、便常规正常。

心电图提示窦性心律,SIQⅢTⅢ,V1~V4导联T波倒置(图21-1)。

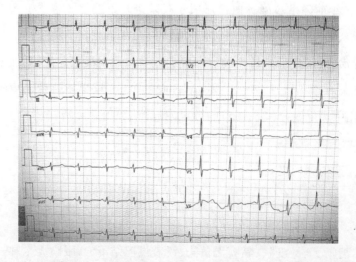

图21-1 患者入院心电图提示窦性心律,SIQⅢTⅢ,V1~V4导联T波倒置。

　　床旁超声心动图：左心房内径为37.5mm，左心室舒张末内径为35.8mm，LVEF为64%，右心房上下径为53.5mm，右心房左右径为46.2mm，右心室舒张末内径为27.6mm，TAPSE为14.8mm，三尖瓣反流峰值速度为493cm/s，PASP为107mmHg，IVC为19.1mm，塌陷率<50%。收缩期左心室后壁后方可见约12.3mm的液性暗区，右心室前壁前方可见约3.9mm的液性暗区，右心房后外侧壁可见约3.7mm的液性暗区，左心室侧壁侧方可见约3.5mm的液性暗区。提示右心增大，主动脉瓣钙化伴轻度反流，二尖瓣环钙化，二尖瓣中度反流，三尖瓣重度反流，肺动脉瓣轻中度反流，心包积液（少-中量），左心室收缩功能正常，左心室舒张功能下降，右心室舒张功能正常，右心室收缩功能下降，肺动脉高压（图21-2）。

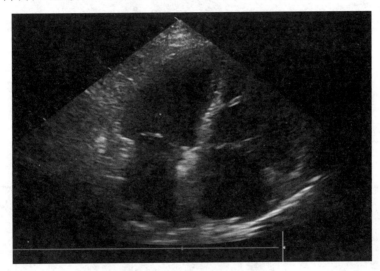

图21-2　超声心动图心尖四腔心切面。

双下肢静脉超声：双下肢深静脉血流通畅。

　　胸部CT平扫：双侧胸廓对称，气管居中，双肺纹理增重，双肺下叶可见多发条索状影。左肺下叶后基底段可见结节状软组织密度影，最大径约为2.3cm。双肺上叶尖段、右肺中叶、右肺下叶后基底段可见多发小结节影，最大径约为0.5cm。左肺上叶可见多发磨玻璃密度影。双肺可见囊状透亮影。双肺下叶部分支气管呈囊状扩张。双侧胸膜增厚，气管及左、右主支气管通畅。双侧肺门结构正常。纵隔内可见多发肿大的淋巴结。心脏增大，心包内可见液体密度影，沿主动脉及冠状动脉管壁可见钙化影。考虑：①左肺下叶占位性病变，建议进一步检查；②双肺多发小结节影，建议随诊复查；③纵隔淋巴结肿大；④双肺炎性病变；⑤双肺大疱；⑥双肺下叶局限性支气管扩张；⑦双侧胸膜增厚；⑧心脏增大，心包积液，主动脉及冠状动脉硬化（图21-3）。

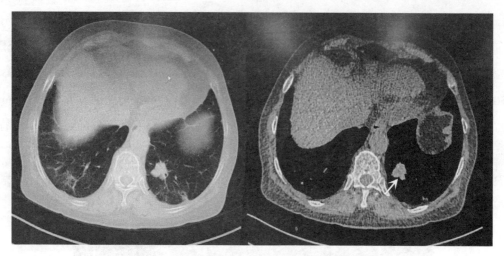

图21-3 胸部CT平扫提示左下肺占位病变(箭头)。

肺动脉CTA(三期强化):双肺动脉主干可见造影剂充盈、肺动脉主干扩张,最大直径为3.8cm。双侧肺动脉主干、双肺上叶肺动脉、下叶肺动脉可见多发弥漫性浅淡低密度充盈缺损影。左心房、双肺静脉可见造影剂充盈,双下肺静脉可见低密度充盈缺损(图21-4)。

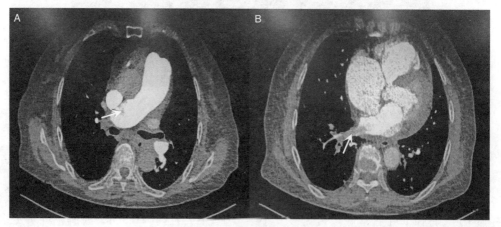

图21-4 肺动脉CTA(三期强化)提示肺动脉主干(箭头)(A)及双下肺静脉(箭头)(B)可见充盈缺损。

初步诊断

依据上述病史、体征、临床表现及辅助检查,入院初步诊断为:①急性肺动脉栓塞、肺动脉高压、心功能Ⅱ级(WHO);②肺静脉血栓形成;③自身免疫性溶血性贫血;④阵发性睡眠性血红蛋白尿治疗后;⑤陈旧性脑梗死;⑥左肺占位;⑦肝功能不全;⑧肾功能不全。

治疗经过

入院后给予依诺肝素钠注射液抗凝（4000IU，每12小时1次皮下注射）、呋塞米及螺内酯口服利尿、泮托拉唑保护胃黏膜、新活素改善心功能、补钾及继续口服维持量激素（甲泼尼龙片4mg，每日1次）等治疗。

入院第2天患者胸闷、心悸症状未见明显减轻，复查心电图提示V1~V4导联T波导致加深（图21-5）。复查化验D-二聚体较之前降低（4.83mg/L），纤维蛋白原（1.87g/L）及血小板（113×10⁹/L）较之前降低，不除外弥散性血管内凝血（DIC），予患者输注新鲜冰冻血浆以改善凝血功能，后复查凝血常规较之前改善。

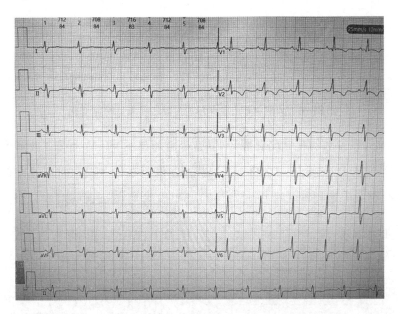

图21-5 入院第2天复查心电图提示V1~V4导联T波倒置加深。

入院第4天复查D-二聚体下降至1.51mg/L，但患者症状未见减轻。复查血常规提示血红蛋白进行性下降达108g/L，网织红细胞进行性升高达4.28%。请血液内科会诊，考虑不除外患者自身免疫性溶血性贫血复发，建议完善库姆分型试验、冷凝集试验等血液病相关筛查，并可加大激素用量以控制病情。遵其意见将甲泼尼龙片调整为16mg，每日1次，并完善血液科疾病相关检查。

入院后第5天予输注左西孟旦以改善患者心功能，患者症状仍未见显著改善。肿瘤科会诊并查阅其多次肺部CT后考虑为左肺占位恶性腺癌可能，建议完善PET-CT及基因筛查后进行靶向治疗。

入院第6天患者仍胸闷不适，较之前未见显著缓解，再次复查心电图较之前未见明显改变(图21-6)。复查D-二聚体为0.73mg/L,血常规、肝肾功能及凝血常规等检查未见明显改善。因患者症状控制不佳,超声心动图和有关无创检查都支持肺动脉高压,且暂时无法耐受右心导管检查,故加用利奥西呱0.5mg,每3次口服,并逐渐加量至1mg,每日3次。

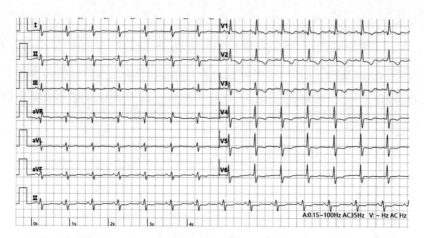

图21-6　入院第6天复查心电图较之前未见明显变化。

入院第9天患者胸闷症状略有减轻,复查心电图显示V1~V4导联T波倒置较之前改善(图21-7),复查D-二聚体为0.83mg/L,血常规、肝肾功能及凝血常规等检查较之前未见明显变化,继续应用利奥西呱1mg,每天3次,甲泼尼龙16mg,每日1次口服。

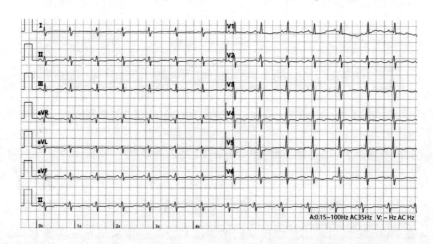

图21-7　入院第9天复查心电图显示V1~V4导联T波倒置较之前改善。

此后患者胸闷症状逐渐减轻,入院第15天复查心电图较之前无明显变化(图21-8)。血常规提示贫血及血小板减低较之前改善,肝肾功能及凝血常规等逐渐恢复正常。肺灌注扫描可见左肺上叶尖后段(亚段)、左肺下叶后基底段、右肺上叶尖段(亚段)及右肺上叶前段(亚段)显像剂分布稀疏/缺损影,提示双肺多发肺灌注显像减低,累及1个肺段、3

个亚肺段（图21-9）。血液病检查结果显示冷凝集试验阴性，库姆分型试验阳性（图21-10），结果考虑自身免疫性溶血性贫血复发，继续予其甲泼尼龙口服。PET-CT提示左肺恶性肿瘤伴多发转移。实体瘤基因检测发现共17个体细胞变异，其中有临床意义的变异7个（图21-11），根据肿瘤科会诊建议加用阿美替尼口服。出院前5天逐渐调整为华法林片2.5mg，每日1次口服抗凝治疗。最终患者治疗后好转出院。

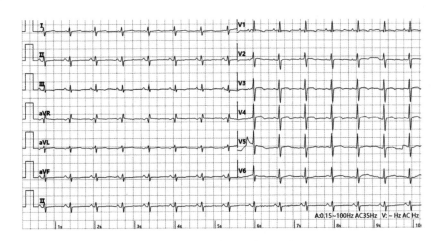

图21-8　入院第15天复查心电图较之前无明显变化。

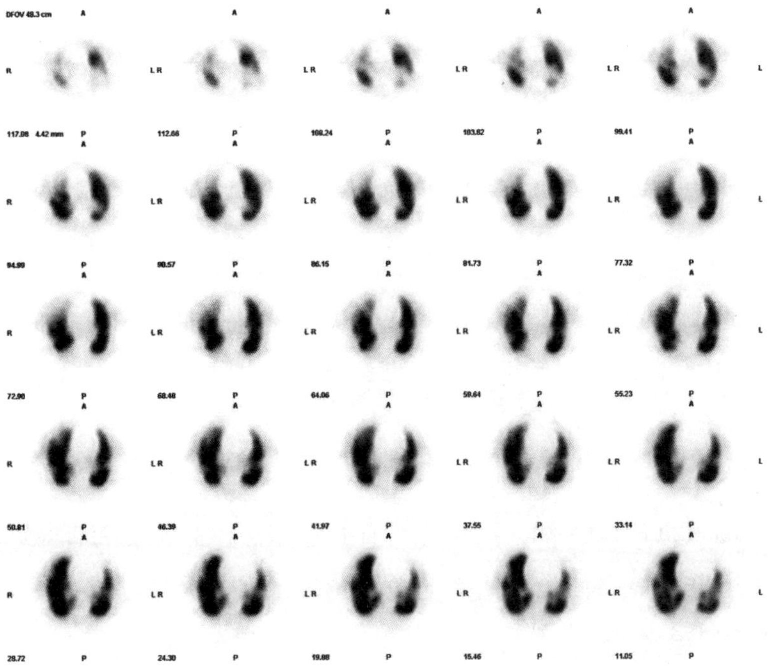

图21-9　肺灌注扫描。

检测项目:溶血疾病筛查

检测结果:

直接库姆分型试验

序号	项目名称	结果	状态	单位	生物参考区间
1	直接库姆分型试验抗IgG血清-效价	1:1024	↑		0
2	直接库姆分型试验抗IgG血清-积分	56	↑		0
3	直接库姆分型试验抗C3血清-效价	1:512	↑		0
4	直接库姆分型试验抗C3血清-积分	42	↑		0
5	直接库姆分型试验抗IgM血清-效价	0			0
6	直接库姆分型试验抗IgM血清-积分	0			0
7	直接库姆分型试验抗IgA血清-效价	0			0
8	直接库姆分型试验抗IgA血清-积分	0			0

冷凝集试验

序号	项目名称	结果	状态	单位	生物参考区间
1	冷凝集试验-效价	1:2			≤1:32
2	冷凝集试验-积分	2			0~32

血浆游离血红蛋白测定

序号	项目名称	结果	状态	单位	生物参考区间
1	血浆游离血红蛋白测定	52	↑	mg/L	0~40

结合珠蛋白测定

序号	项目名称	结果	状态	单位	生物参考区间
1	结合珠蛋白测定	0.35		g/L	0.30~2.00

图21-10 血液病检查:冷凝集试验阴性,库姆分型试验阳性。

出院诊断

①急性肺动脉血栓形成、肺动脉高压、心功能Ⅱ级(WHO);②肺静脉血栓形成;③自身免疫性溶血性贫血;④阵发性睡眠性血红蛋白尿治疗后;⑤陈旧性脑梗死;⑥左肺占位;⑦肝功能不全;⑧肾功能不全。

出院医嘱

呋塞米20mg,每日1次;螺内酯20mg,每日1次;华法林3.75mg,每日1次;氯化钾1g,每日3次;利奥西呱1mg,每日3次;甲泼尼龙片16mg,每日1次。

出院后24天门诊复查

患者自出院后规律服药,未诉明显不适,活动耐量明显提高,可完成日常轻体力活动。

检测结果小结：				
基因变异	共检出17个体细胞变异，其中有临床意义变异7个			
	检测结果	突变丰度或拷贝数	检测结果	突变丰度或拷贝数
	DNMT3A：p.R882C	3.48%	TP53：p.S241Y	10.88%
	EGER：p.746_A750del	67.29%	RB1：p.F684SfsTer12	0.66%
	AKT1：拷贝数增加	4.5	EGFR：拷贝数增加	12.66
	MYC：拷贝数增加	6.72		
	临床意义未明变异10个			
检测结果解析：				
靶向药物	可能获益：Afatinib（阿法替尼）（T1级），Dacomitinib（达可替尼）（T1级），Erlotinib（厄洛替尼）（T1级），Gefitinib（吉非替尼）（T1级），Icotinib（埃克替尼）（T1级），Osimertinib（奥希替尼）（T1级），Ramucirumab（雷莫西尤单抗）联合 Erlotinib（厄洛替尼）（T1级），Furmon-ertinib（伏美替尼）（T1级），Almonertinib（阿美替尼）（T1级），Bevacizumab（贝伐单抗）联合 Erlotinib（厄洛替尼）（T2A级），Cetuximab（西妥昔单抗）联合 Afatinib（阿法替尼）（T2A级），Necitumumab（耐昔妥珠单抗）（T3A级），Sunvozertinib（舒沃替尼）（T3A级），卡巴他赛联合卡铂（T2B级），Afatinib（阿法替尼）（T4级），VEGFR-TKI（贝伐单抗、仑伐替尼、索拉非尼、安罗替尼、Apatinib等）（T4级）			
	可能耐药：Savolitinib（赛沃替尼）（R2级），EGFR-TKI（吉非替尼、厄洛替尼、埃克替尼、阿法替尼、达可替尼、奥希替尼）（R2级）			
免疫药物	可能获益：PD-1/PD-L1抑制剂（纳武利尤单抗、帕博利珠单抗、阿特珠单抗、替雷利珠单抗、特瑞普利单抗、斯鲁利单抗等）（T3A级），Atezolizumab（阿替利珠单抗）（T3B级），Pembrolizumab（帕博利珠单抗）（T4级）			
	可能耐药：PD-1/PD-L1抑制剂（纳武利尤单抗、帕博利珠单抗、阿特珠单抗、替雷利珠单抗、特瑞普利单抗、斯鲁利单抗等）（R2级）			

图21-11　实体瘤基因检测共检测出17个体细胞变异，其中有临床意义变异7个。

复查化验

血常规：白细胞计数为7.30×10⁹/L，中性粒细胞百分比为75.60%(↑)，红细胞计数为4.48×10¹²/L，血红蛋白为138g/L，血小板计数为167×10⁹/L，网织红细胞百分比为2.77(↑)。

凝血常规：凝血酶原时间为26.1秒(↑)，部分凝血活酶时间为53秒(↑)，凝血酶时间为18.5秒，国际标准化比值(INR)为2.34(↑)。

D-二聚体为0.19mg/L，纤维蛋白原降解产物为1.50μg/mL，NT-proBNP为806.7ng/L(↑)。CK、CK-MB正常。

肝功能：ALB为39g/L(↓)，ALT为11U/L，AST为16.2U/L，TBiL为17.3μmol/L，DBiL为1.1μmol/L，IBiL为16.2μmol/L(↑)，GGT为53.9U/L(↑)，ALP为93.6U/L。

肾功能：肌酐为104μmol/L(↑)，尿酸为308.8μmol/L，尿素氮为10.0mmol/L(↑)。

电解质、空腹血糖均正常。

患者治疗前后化验变化显示NT-proBNP、D-二聚体及网织红细胞等指标明显改善

（表21-1）。

表21-1 患者治疗前后化验变化

测量内容	入院时	出院后24天
NT-proBNP(ng/L)	23 357.8	806.7
D-二聚体(mg/L)	20	0.19
网织红细胞	4.28%	2.77%

复查心电图：I导联s波较前减低，V_1导联R波较前明显减低，V_1导联恢复呈rS波。见图21-12。

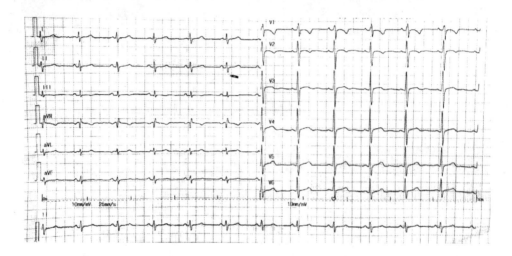

图21-12 出院后复查心电图：窦性心律，I导联s波较前减低，V1导联R波较前明显减低，V1导联恢复呈rS波。

复查超声心动图：收缩期左心室后壁后方可见约4.0mm的液性暗区，左心房顶部可见约2.0mm的液性暗区，右心房后外侧壁可见约2.0mm的液性暗区，左心室侧壁侧方可见约4.5mm的液性暗区。提示右心室增大，主动脉瓣钙化伴轻度反流，肺动脉扩张，心包积液（少量），二尖瓣环钙化，二尖瓣中度反流，三尖瓣轻中度反流，肺动脉瓣轻中度反流，左心室收缩功能正常，左心室舒张功能下降，右心室舒张功能正常，右心室收缩功能下降。患者治疗前后超声心动图变化显示肺动脉压明显降低，右心缩小，心包积液量减少（表21-2）。

表21-2 患者治疗前后超声心动图变化

测量内容	入院时	出院后24天
左心房前后径(mm)	37.5	41.9
左心室舒张末内径(mm)	35.8	49.5
左心室射血分数	64%	59%
右心房上下径(mm)	53.5	45.3
右心房左右径(mm)	46.2	41.6
右心室舒张末内径(mm)	27.6	24.6
三尖瓣反流峰值速度(m/s)	4.93	3.01
肺动脉收缩压(mmHg)	107	41
TAPSE(mm)	14.8	10.4
下腔静脉宽度(mm)	19.1	16.4
下腔静脉塌陷率	<50%	>50%
心包积液	少-中量	少量

复查胸部CT显示左下肺占位病变较之前缩小(图21-13)。

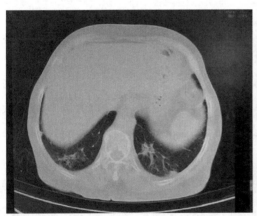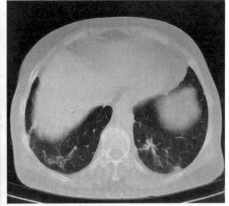

图21-13 出院后复查胸部CT：左下肺占位病变较之前缩小。

讨论与病例分析

本例患者为自身免疫性溶血性贫血,既往经血液科系统治疗后病情得到有效控制,后规律服用甲泼尼龙片4mg,每日1次,病情一直较稳定。入院时患者明显心悸、气短,D-二聚体和NT-proBNP明显升高。入院心电图提示$S_IQ_{III}T_{III}$,V1~V4导联T波倒置,超声心动图显示右心增大,右心室收缩功能下降,估测肺动脉收缩压达107mmHg。临床高度怀疑肺栓塞,急查肺动脉CTA显示双侧肺动脉主干、双肺上叶肺动脉、下叶肺动脉可见多发弥漫性浅淡低密度充盈缺损影。双下肺静脉可见低密度充盈缺损,考虑肺动脉和肺静脉原位血栓形成。立即给予足量抗凝治疗。后发现患者血红蛋白进行性下降,网织红细胞进行性升高,血液科考虑自身免疫性溶血性贫血复发,予其加大口服甲泼尼龙剂量。患者经初始皮下低分子肝素抗凝治疗后症状缓解不明显,因此在足量抗凝的同时给予左西孟旦、呋塞米、螺内酯强心、利尿治疗。因患者病情危重,无法耐受右心导管等有创检查,为尽快缓解患者右心衰竭,加用利奥西呱至最大耐受剂量以降低肺动脉压力。依据PET-CT提示左肺恶性肿瘤伴多发转移,实体瘤基因检测共发现17个体细胞变异,其中7个为具有临床意义的变异,肿瘤科会诊建议加用阿美替尼口服。患者症状好转后出院。出院后继续给予口服华法林抗凝,呋塞米、螺内酯利尿,利奥西呱以降低肺动脉压,并继续应用甲泼尼龙治疗自身免疫性溶血性贫血,阿美替尼治疗肺部肿瘤。出院后24天复查,患者症状明显缓解,可完成日常轻体力活动。血红蛋白恢复至138g/L,D-二聚体正常,NT-proBNP明显减低,心电图 I 导联s波较前减低,V1 导联 R 波较之前明显减低,V1导联恢复呈rS波。超声心动图显示右心缩小,肺动脉压减低,心包积液减轻。胸部CT平扫显示左下肺占位体积缩小。

本例展示了肺动脉高压作为多种合并疾病的综合征,往往具有复杂、疑难、危重的特性,是潜在疾病独立的预后不良的预测因子。溶血性贫血和肿瘤相关的肺动脉高压,在肺动脉高压临床分类中都属于第5类,即未知原因和(或)多因素相关肺动脉高压。目前指南建议针对这类肺动脉高压要优化原发病的治疗,但没有靶向药物的相关推荐。目前认为溶血性贫血相关肺动脉高压可能的病理机制与一氧化氮消耗有关,该类患者常易导致高凝状态而出现血栓形成。本例患者为自身免疫性溶血性贫血复发,左下肺恶性肿瘤伴多发转移,肺动脉及肺静脉多发原位血栓形成,引发严重的肺动脉高压及右心衰竭。由于患者入院时D-二聚体明显升高,肺动脉及肺静脉可见原位血栓形成,并且右心衰竭进行性加重,因不能耐受插管而未进行右心导管检查。根据超声心动图等相关检查,存在肺动脉高压及右心衰竭明确证据,加用作用于一氧化氮通路的利奥西呱的靶向药物治疗,经过血液科、肿瘤科及肺动脉高压专科多学科救治,取得较满意的治疗效果。

小 结

肺动脉高压作为多种合并疾病的综合征,特别是第5类肺动脉高压往往更具有复杂、疑难、危重的特性,需要在肺动脉高压专科中心进行规范诊治。

溶血性贫血和肿瘤相关的肺动脉高压属于未知原因和(或)多因素相关肺动脉高压。本例存在肺动脉和肺静脉原位血栓形成、重度肺动脉高压及心力衰竭,在治疗原发疾病、抗凝、强心、利尿及补钾的基础上,加用利奥西呱,最终有效改善了患者的病情。此外,还需继续进行长时间随访,总结相关经验。

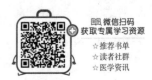

类似急性肺栓塞预后极差的肺动脉高压：
肺肿瘤性血栓性微血管病

---------- 病例介绍 ----------

病史简介

患者女,66岁,因"鼻出血1天"入院。

现病史:患者1天前无明显诱因出现鼻出血,量中等,不能自止,来我院急诊治疗。患者进行双侧前鼻孔填塞,仍有少量血液自后鼻孔流至咽喉部,血压收缩压达181mmHg,输注降压药物后血压降至正常。患者否认平素鼻塞、脓涕、服用抗凝药物,并否认上呼吸道感染史。为进一步治疗,门诊以"鼻出血"收入我院耳鼻喉科。患者自发病以来,睡眠尚可,饮食、大小便如常,体重未见明显下降。

既往史:健康状况一般,有糖尿病史11年余,平素用门冬胰岛素、地特胰岛素治疗,血糖控制尚可。有卵巢恶性肿瘤(晚期)病史,化疗中。无输血史,有手术史,曾于7个月前在外院进行子宫及双附件切除手术,术后予紫杉醇、奥沙利铂化疗,以及贝伐珠单抗、奥拉帕利靶向治疗。无过敏史和外伤史。

个人史:无疫区、疫水接触史,无特殊化学品及放射线接触史,无吸烟及饮酒史。

月经史:16岁月经初潮,月经周期30天,经期5天。已在50岁闭经。

婚姻生育史:已婚,25岁结婚,配偶身体健康。育子女1人,子女健康。

家族史:家族中无遗传病等病史。

体格检查

体温为36.7℃,脉搏为80次/分,呼吸为20次/分,血压为116/80mmHg。

一般状况:发育正常,营养良好,步入病室,自主体位,表情自如,语言流利,面容无病容,神志清晰,步态正常,体形正常,体格检查合作。心肺腹未见明显异常。外鼻无畸形,双侧鼻腔凡士林油纱条填塞中,鼻腔内结构未窥及。咽喉部、耳部检查未见明显异常。

辅助检查

血常规:白细胞计数为7.87×10⁹/L,中性粒细胞百分比为78.2%(↑),淋巴细胞百分比为14.8%(↓),嗜酸性粒细胞百分比为0.2%(↓),嗜酸性粒细胞绝对值为0.01×10⁹/L(↓),血红蛋白为100g/L(↓),血小板计数为234×10⁹/L。

尿常规+尿沉渣定量:蛋白质2+,潜血1+,白细胞9.43个/高倍视野。

肝功能:ALT为9.9U/L,AST为16.2U/L,TP为41.6g/L,GGT为62.4U/L(↑)。

肾功能:肌酐为54.7μmol/L,尿酸为132.7μmol/L,尿素为5.7μmol/L。

电解质:钙为2.44mmol/L,钾为4mmol/L,钠为137.4mol/L。

空腹血糖:12.84mmol/L(↑)。

肝炎全项:乙型肝炎e抗体(HBeAb)(发光法)阳性,乙型肝炎核心抗体(HBcAb)(发光法)阳性,其余阴性。

入院心电图:窦性心律,心电图大致正常(图22-1)。

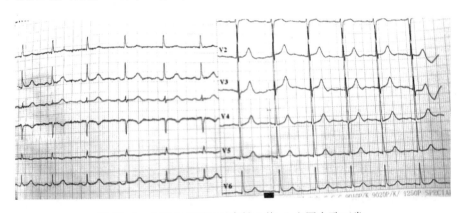

图22-1 入院心电图显示窦性心律,心电图大致正常。

入院诊断

①鼻出血;②糖尿病;③卵巢恶性肿瘤。

诊治经过

给予患者双侧鼻腔凡士林油纱条填塞止血、抗感染及降血压治疗,患者鼻出血症状减轻,入院后5天未再出现鼻出血,但患者开始出现活动后心悸。

入院第6天患者再次出现活动后心悸,并伴有气短。

D-二聚体为5.6mg/L(↑)。

血气分析(未吸氧):乳酸为2.7mmol/L(↑),pH值为7.444,二氧化碳分压为32.9mmHg(↓),氧分压为74.7mmHg(↓),吸入氧浓度为21%,血氧饱和度为95.7%,呼吸指数为42

（↑），实际碱剩余为-1.1，标准碱剩余为-1.5，标准碳酸氢盐浓度为23.50mmol/L，肺泡动脉氧分压差为33.70mmHg（↑）。

血常规：白细胞计数为4.95×10⁹/L，中性粒细胞百分比为63.7%，淋巴细胞百分比为22.6%，嗜酸性粒细胞百分比为0.2%（↓），嗜酸性粒细胞绝对值为0.4×10⁹/L，血红蛋白为92g/L（↓），血小板计数为135×10⁹/L。

复查心电图：窦性心律，心率较入院时加快，出现$S_IQ_{III}T_{III}$，V1导联呈rQ波，V1导联Q波可见切迹（图22-2）。

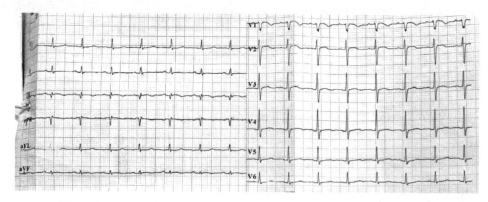

图22-2　患者入院第6天心电图显示窦性心律，心率较入院时加快，出现$S_IQ_{III}T_{III}$，V1导联呈rQ波，V1导联Q波可见切迹。

超声心动图：右心增大，三尖瓣重度反流，肺动脉高压（估测肺动脉收缩压为53mmHg），左心室肥厚，主动脉瓣钙化伴轻度反流，左心室舒张功能下降，心包积液（少量），升主动脉扩张（表22-1）。

表22-1　患者入院第6天的超声心动图检查结果参数

测量内容	结果	测量内容	结果
左心房内径（mm）	30.5	右心房左右径（mm）	50.3
左心室舒张末内径（mm）	38.3	右心室舒张末内径（mm）	25.4
左心室射血分数	53%	右心室前壁厚度（mm）	4.0
室间隔厚度（mm）	11	肺动脉收缩压（mmHg）	53
左心室后壁厚度（mm）	10.5	下腔静脉宽度（mm）	22.1
右心房上下径（mm）	47	下腔静脉塌陷率	<50%

胸部CT：双肺纹理增重，左肺上叶陈旧性病变，右侧少量胸腔积液，右侧胸膜增厚，主动脉及冠状动脉硬化，腹水。

腹部CT：子宫及附件切除术、直肠术及胆囊切除术后，腹膜、肠系膜多发结节影，腹膜后多发淋巴结影,升结肠多发憩室,肠淤张,腹盆腔积液,动脉硬化。

考虑存在急性肺栓塞可能,开始给予皮下低分子肝素治疗。

入院后第7天继续完善检查,急查肺动脉CTA:双肺动脉主干、右上、中、下肺动脉及左上、下肺动脉可见造影剂充盈,管壁显示光滑,未见充盈缺损影。

入院后第11天给予抗凝治疗后,患者症状无缓解。

cTnI为0.097ng/mL,NT-ProBNP为6300.6pg/mL(↑),D-二聚体为5201.59ng/mL(↑),纤维蛋白(原)降解产物(FDP)为27.30μg/mL(↑)。

凝血常规未见明显异常,纤维蛋白原为2.62g/L。

血常规:白细胞计数为11.69×10⁹/L(↑),中性粒细胞百分比为86.7%(↑),淋巴细胞百分比为9.5%(↓),嗜酸性粒细胞百分比为0.2%(↓),嗜酸性粒细胞绝对值为0.3×10⁹/L,血红蛋白为94g/L(↓),血小板计数为87×10⁹/L(↓)。提示血小板降低。

入院后第12天下肢血管超声:双下肢深静脉血流通畅,双下肢动脉内-中膜增厚伴多发斑块形成。

入院后第12天核素肺灌注:双肺多发外周亚肺段小片状血流灌注降低(图22-3)。

入院后第13天给予抗凝治疗后,患者喘憋缓解不明显,转入心内科继续治疗。复查

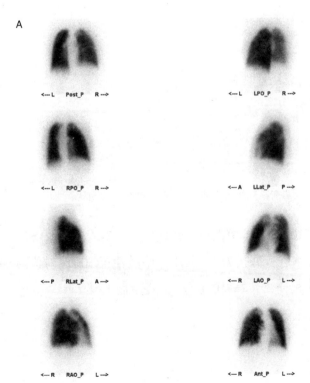

图22-3 双肺多发外周亚肺段小片状血流
灌注降低。(待续)

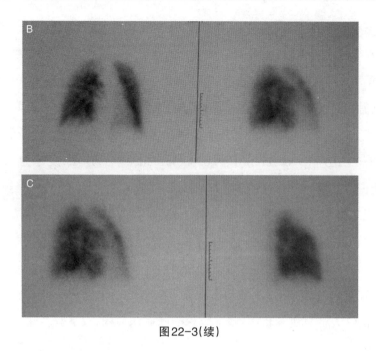

图22-3(续)

心电图与之前无显著变化(图22-4)。

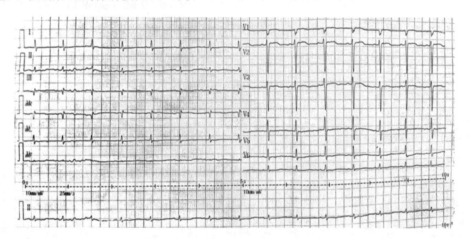

图22-4 入院后第13天给予抗凝治疗后,患者喘憋缓解不明显,复查心电图与前无显著变化。

复查血常规:白细胞计数为7.69×10⁹/L(↑),中性粒细胞百分比为84.6%(↑),淋巴细胞百分比为10.40%(↓),嗜酸性粒细胞百分比为0.2%(↓),嗜酸性粒细胞绝对值为0.3×10⁹/L,血红蛋白为90g/L(↓),血小板计数为76×10⁹/L(↓)。提示血小板降低。

多次复查心电图与之前无显著变化(图22-5)。

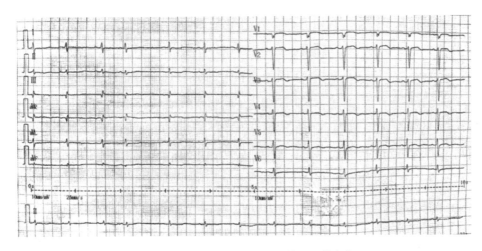

图22-5　多次复查心电图与之前无显著变化。

反复复查化验,患者D-二聚体和FDP无明显变化,始终高于正常水平,血小板持续进行性减低,至入院后第18天时血小板为$51×10^9/L(↓)$。患者喘憋逐渐加重,严重低氧血症,家属要求放弃治疗,入院后第18天死亡。

讨论与病例分析

本例患者因鼻出血1天住院,既往病史为恶性肿瘤卵巢癌(晚期),入院时仍处于化疗中。入院后第6天开始出现活动后心悸气短,D-二聚体升高达5.6mg/L,血气分析提示低氧血症及低二氧化碳血症,心电图显示心率较入院时加快,出现$S_IQ_{III}T_{III}$,V1导联Q波可见切迹。超声心动图显示右心增大,三尖瓣重度反流,估测肺动脉收缩压为53mmHg。胸部CT显示双肺纹理增重,未见炎症、间质性病变及COPD表现,临床考虑急性肺栓塞的可能,立即给予抗凝治疗,并继续完善检查。肺动脉CTA显示双肺动脉管壁光滑,未见狭窄、闭塞及充盈缺损影,双下肢静脉超声未见异常。核素肺灌注可见:双肺多发外周亚肺段小片状血流灌注减低,结合患者胸部CT没有炎症、间质性病变及COPD表现,考虑可能是亚肺段的血流灌注减低。抗凝治疗后,患者症状无明显缓解,心电图亦无变化。反复复查化验,D-二聚体和FDP始终高于正常水平,血小板持续进行性减低,喘憋加重,严重低氧血症,最终于入院后第18天死亡。回顾本例的临床过程,临床诊断考虑肺肿瘤性血栓性微血管病(PTTM)的可能。本例患者的PTTM临床表现类似急性肺栓塞,但肺动脉CTA结果为阴性。根据目前的肺动脉高压诊治指南,PTTM属于第5类,即未知原因和(或)多因素相关肺动脉高压。

PTTM 是指微小肿瘤细胞阻塞肺小血管,诱导激活凝血和肺小动脉纤维细胞内膜增殖,导致肺小动脉管腔狭窄或闭塞,进而引起肺血管阻力增加导致肺动脉高压。临床表现除了肺动脉高压及右心衰竭,还因为凝血激活而表现为渐进性弥散性血管内凝血(DIC),消耗溶解纤维蛋白,产生 FDP 和 D-二聚体,导致血 FDP 和 D-二聚体升高。PTTM 引起的 DIC 通常迅速并伴有出血,如本例患者发生了鼻出血。PTTM 病情进展迅速,预后极差,几乎所有病例在诊断后不久死亡,中位生存期仅为 5~9 天,目前尚缺乏有效的治疗策略,溶栓治疗并不能改善患者结局。

PTTM 临床表现缺乏特异性,辅助检查表现为明显的高凝状态,血 FDP 和 D-二聚体升高,血小板亦消耗性减低。血气分析表现为低氧血症及低碳酸血症。超声心动图提示肺动脉高压。CTPA 提示肺动脉高压,但无肺栓塞表现。核素肺灌注表现为双肺多发外周小亚段灌注缺损,提示肺小动脉管腔闭塞。疾病进展迅速,常伴出血,预后极差。本例患者符合上述表现。

发生 PTTM 的肿瘤通常是腺癌,其中较多见于胃腺癌,较少见于乳腺癌、卵巢癌、食管癌、胰腺癌、结直肠癌、肝癌、胆囊癌、肺癌和膀胱癌。

本例为卵巢癌引起的 PTTM,是临床较为罕见的疾病。

小　结

肿瘤患者如出现进行性加重的不明原因的喘憋,临床表现类似急性肺栓塞,FDP 和 D-二聚体升高,超声心动图提示肺动脉高压、右心衰竭、血小板渐进性减低,肺动脉 CTA 未见肺栓塞表现,核素肺灌注可见双肺多发外周小亚段灌注缺损,病情进展迅速,预后极差,应考虑 PTTM。

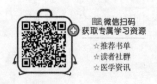

双胎妊娠、子痫前期、甲状腺功能亢进合并肺动脉高压

病例介绍

病史简介

患者女,35岁,因"孕25周+2天,血压显著升高伴进行性水肿2周,发现蛋白尿1天"入院。

现病史:患者平素月经规律,停经50天,B超提示双胎妊娠(DCDA)。孕10周建册,血压为140/70mmHg,血尿常规、肝肾功能及心电图无异常。甲状腺功能筛查TSH为0.01μIU/mL(↓),FT$_4$为93.09pmol/L(↑),TPOAb为1003IU/mL(↑),未进一步诊治。孕22周产检血压为156/90mmHg,尿蛋白(-);孕23周双下肢水肿进行性加重,休息后不能完全缓解,未治疗。孕25周+2天就诊于我院产科门诊,血压为179/96mmHg,尿蛋白2+,考虑"慢性高血压并发子痫前期"收治入院。孕期易出汗,行走较多路程时感到气促,喜高枕,无明显头晕、头痛、视物模糊、双手震颤、食欲亢进、排便增多、心悸等不适,孕期共增重10kg,近3周体重增加5kg。

既往史:体格检查发现高血压4年余,最高为140/95mmHg,血压升高时偶有头晕,未规律服药及治疗,否认其他内外科疾病史。

个人史:生于原籍,久居,无疫区、疫水接触史,无烟酒嗜好。

月经史:14岁初潮,间隔33天,经期7天,经量适中,无痛经。

婚育史:已婚已育,孕1产0,此次为自然受孕。

家族史:父母均患高血压病。

体格检查

体温为36.8℃,脉搏为106次/分,呼吸为23次/分,血压为132/89mmHg,指尖血氧饱和度(未吸氧)为98%,身高为167cm,体重为78kg。

患者发育正常,营养中等,神志清晰,步入病室,半坐位,体格检查合作。中度贫血

貌,双侧眼球外突,球结膜水肿。轻度颈静脉怒张,甲状腺Ⅰ度肿大,无压痛,胸骨左缘第4~5肋间可闻及2/6级收缩期吹风样杂音,肺动脉瓣听诊区第二心音亢进。妊娠腹型,腹壁及双下肢重度凹陷性水肿。产科情况:宫高为35cm,腹围为113cm,胎位LSA/ROA,先露臀浮,胎心率为150/158次/分,无宫缩,胎膜存,估计胎儿大小为800/900g。

辅助检查

血常规:白细胞计数为$8.15×10^9$/L,中性粒细胞百分比为84.70%,血红蛋白为91g/L(↓),血小板计数为$233×10^9$/L。

凝血功能:纤维蛋白原为3.55g/L,D-二聚体为1.16mg/L(↑)。

尿常规:蛋白质2+。

肝肾功能、电解质等生化检查:ALB为28.1g/L(↓),尿酸为524μmol/L(↑),其余生物化学指标无明显异常。

高敏肌钙蛋白I(hs-cTnI)为0.0105ng/mL,NT-proBNP为363.8ng/L(↑)。

甲状腺功能全项:三碘甲腺原氨酸(T_3)为6.63nmol/L(↑),甲状腺素(T_4)为320nmol/L(↑),FT_3为26pmol/L(↑),FT_4为100pmol/L(↑),TSH<0.005μIU/mL(↓),过氧化物酶抗体(aTPO)为483IU/mL(↑),甲状腺球蛋白抗体(TGAb)为200IU/mL(↑),促甲状腺素受体抗体(TRAb)为35.2IU/L(↑)。

贫血监测:铁蛋白(FER)为21ng/mL(↓),血清铁(IRON)为2.6μmol/L(↓),未饱和铁结合力(UIBC)为69.4μmol/L(↑),转铁蛋白饱和度(TS)为3.6%(↓),维生素B_{12}为159pg/mL(↓),叶酸(FA)为4.88ng/mL。

产科超声:双胎大小与孕周基本相符,臀/头位。

甲状腺超声:甲状腺体积弥漫性增大,包膜欠光滑,实质回声减低,粗糙不均匀,甲状腺内血流信号呈"火海"征,提示甲状腺弥漫性病变(甲状腺功能亢进?)。

入院(孕25周+2天)心电图(图23-1):窦性心动过速。

孕25周+4天超声心动图(表23-1):全心增大,左心室肥厚,肺动脉高压,心包积液(少量),主动脉瓣轻度反流,肺动脉瓣轻度反流,二尖瓣轻度反流,三尖瓣轻度反流,左心室收缩功能正常,左心室舒张功能下降(E/E'为24.6)。

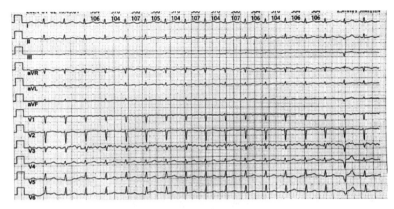

图23-1　孕25周+2天心电图。

表23-1　超声心动图动态监测指标参数比较

测量内容/检查时间	孕25周+4天	孕26周+5天	孕28周+2天	孕30周+3天	孕31周+2天	产后4天
左心房内径(mm)	53.3	61	57.8	50.9	58.2	58.3
左心室舒张末内径(mm)	51.6	58	54	57.5	62.1	57
左心室射血分数	52%	40%	49%	49%	40%	46%
室间隔厚度(mm)	11.6	9.2	8.3	9.9	9.2	11.6
左心室后壁厚度(mm)	11.3	9.0	8.4	9.6	8.9	12.8
右心房上下径(mm)	60	58	55	57.6	54.2	52.7
右心房左右径(mm)	50	51	49	51.6	50.3	47.4
右心室舒张末内径(mm)	26.5	38.1	28.9	28.2	30.1	28.2
右心室前壁厚度(mm)	4.0	3.2	3.7	3.7	3.9	3.5
肺动脉收缩压(mmHg)	44	81	68.2	63	76	46
下腔静脉宽度(mm)	26.2	25.2	23.8	26.2	26.1	20.6
下腔静脉塌陷率	>50%	<50%	<50%	<50%	<50	<50%

胎盘生长因子(PLGF)为32.87pg/mL。

免疫全项：补体C_3为78.7mg/dL(↓)，其余均正常。

腹部超声：脂肪肝、双肾轻度积水。

尿蛋白定量、糖化血红蛋白、双下肢静脉血流超声、眼底等检查无异常。

入院诊断

①孕1产0，孕25周+2天；②LSA/ROA；③双胎妊娠(DCDA)；④慢性高血压并发子痫前期 ⑤中度贫血；⑥甲状腺功能亢进；⑦肺动脉高压；⑧窦性心动过速；⑨高龄初产妇。

诊治经过

入院后予硫酸镁解痉、拉贝洛尔降压、地塞米松促胎肺成熟、补充白蛋白纠正低蛋白血症、补充叶酸+甲钴胺+铁剂+维生素C纠正贫血及碳酸钙D_3纠正低钙血症等治疗;多学科会诊后予以甲巯咪唑乳膏2喷/次、甲泼尼龙8mg(每日1次)口服控制甲状腺功能亢进。

入院1周复查:血红蛋白为88g/L(↓),NT-proBNP为510.8ng/L(↑),ALB为25.9g/L(↓),UA为748.6μmol/L(↑),T_3为2.4nmol/L,T_4为235nmol/L(↑),FT_3为6.27pmol/L,FT_4为38.6pmol/L(↑),TSH<0.01μIU/mL(↓),aTPO为339IU/mL(↑),TGAb为160IU/mL(↑),TRAb为33.2IU/L(↑)。

孕26周+5天超声心动图(表23-1):左心室舒张末内径升高达58mm,右心室舒张末内径升高达38.1mm,左心室射血分数减低至40%,估测肺动脉收缩压升高达81mmHg。血压最高达165/87mmHg,但多汗、气促症状减轻。考虑"血压波动、心功能不全",再次进行全院多学科疑难病例讨论。多学科讨论意见:患者自早孕期即存在的高血压、高甲状腺素血症未得到规范治疗是引起全心增大、左心室射血分数降低、肺动脉收缩压升高等心脏结构、功能异常的重要病因。其他诱因包括:双胎妊娠子宫膨胀、膈肌上抬造成的心脏和大血管移位;低蛋白血症、贫血,以及白蛋白输注引起的全身血容量变化会进一步加重心脏负荷,积极治疗原发病因及诱因有助于减轻症状、改善心功能。鉴于孕周仅26周余,综合母胎情况可谨慎期待治疗,以期提高围产儿存活率。在现有治疗的基础上,加用静脉乌拉地尔降压、呋塞米利尿及氯化钾补钾治疗,甲巯咪唑乳膏更换为丙硫氧嘧啶50mg,每日2次,调整甲泼尼龙剂量为4mg,每日1次。治疗后患者血压稳定在127~142/80~87mmHg,突眼减轻、水肿消退(住院3周体重减轻5kg)、能平卧且睡眠质量提高;高血压、甲状腺功能、贫血、低蛋白血症好转,胎儿生长趋势良好;孕28周+2天心脏结构功能较之前有好转趋势(表23-1)。孕28周+3天待病情平稳后出院,每周复查。孕30周+3天超声心动图(表23-1)显示心脏结构功能较之前继续好转,但孕31周+2天(表23-1)显示心脏腔室较之前扩大,左心室射血分数较之前降低,肺动脉收缩压较前升高。患者平卧位时轻微憋气,自觉体力较前下降,尿蛋白2+,遂再次入院。

患者因"孕31周+2天蛋白尿加重、提示心功能显著下降1天"再次入院。

孕31周+2天体格检查:体温为36.2℃,脉搏为86次/分,呼吸为20次/分,血压为153/95mmHg,指尖血氧饱和度(脱氧下)为97%,体重为77kg。轻度贫血貌,双侧眼球轻微外突,轻度颈静脉怒张,甲状腺Ⅰ度肿大,无压痛,胸骨左缘第4~5肋间可闻及2/6级收缩期吹风样杂音,肺动脉瓣听诊区第二心音亢进。妊娠腹型,双下肢轻度凹陷性水肿。产科情况:宫高为37cm,腹围为110cm,胎位LSA/RSA,先露臀浮,胎心率为140/150次/分,偶有子宫激惹,胎膜存,估计胎儿大小约为1600/1500g。

孕31周+2天辅助检查：血红蛋白为96g/L(↓)，D-二聚体为1.31mg/L(↑)，ALB为27.8g/L(↓)，NT-proBNP为403.3ng/L(↑)，FT_3为5.48pmol/L，FT_4为17.1pmol/L，TSH<0.005μIU/mL(↓)，aTPO为314IU/mL(↑)，TGAb为149IU/mL(↑)，TRAb为31.9IU/L(↑)，桡动脉血气分析乳酸为1.1mmol/L，尿蛋白2+，24小时尿蛋白定量为1.77g(↑)。

孕31周+2天心电图(图23-2)：窦性心律，心电图正常。

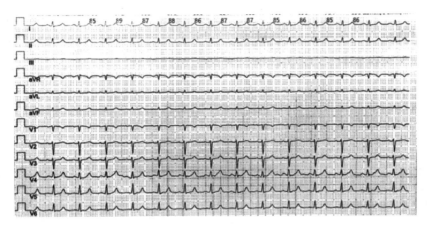

图23-2　孕31周+2天心电图。

孕31周+2天超声心动图(表23-1)：LVEF为40%，PASP为76mmHg，全心增大，左心室节段运动，心包积液(少量)，肺动脉扩张，二尖瓣、三尖瓣中重度反流，主动脉瓣轻中度反流，肺动脉瓣轻度反流，左心室收缩及舒张功能下降，右心室收缩功能正常、舒张功能下降，右心房压为20mmHg。

产科超声：BPD为7.72/7.74cm，AC为27.17/24.63cm，胎盘Ⅰ级，AFV为5.49/5.17cm，脐动脉血流S/D为2.9/2.7，双臀位。

再次入院后予解痉、降压、输注白蛋白、利尿、促胎肺成熟等子痫前期期待治疗，继续药物控制甲状腺功能亢进、贫血等；动态监测重要脏器功能，24小时尿蛋白定量增加至2.1g；再次多学科会诊考虑慢性高血压并发重度子痫前期诊断且病情进展、肺动脉高压呈加重趋势，均不宜继续期待，应尽快终止妊娠。孕32周+1天于全麻下进行剖宫产术，娩出二男活婴，手术顺利，出血为450mL。术后转入ICU，予预防感染、促宫缩、解痉降压、纠正低蛋白血症、电解质紊乱等治疗。继续丙硫氧嘧啶50mg，每日2次，调整甲泼尼龙剂量为2mg，每日1次，术后24小时低分子肝素预防性抗凝至产后10天，术后2天病情平稳转回产科病房；术后4天复查超声心动图(表23-1)。患者血压平稳，恢复良好，于术后5天出院。产后2周电话随访产妇恢复良好。

新生儿诊治情况：长男出生体重为1942g（适于胎龄儿），1分钟Apgar评分为3分（皮色1分、心率1分、反射1分），予以保温、清理呼吸道、气管插管复苏治疗后，5分钟评分为6分（心率2分，其余各-1分），10分钟评分为8分（皮色、张力-1分），脐动脉血气pH值为7.237，LAC为2.7mmol/L，BE为-7.7mmol/L，转新生儿科予无创呼吸机辅助通气、预防感染等治疗，生后10天筛查甲状腺功能正常。次男出生体重为1390g（小于胎龄儿），1分钟Apgar评分为5分（心率2分、张力0分，其余1分），予以保温、清理呼吸道，5分钟、10分钟评分均为8分（皮色、张力-1分），脐动脉血气pH值为7.275，LAC为1.8mmol/L，BE为-5mmol/L，转新生儿科入多功能暖箱预防感染等治疗，生后10天筛查甲状腺功能TSH为4.87μIU/mL（↑），FT_3、FT_4均正常。两个新生儿病情相对平稳。

母婴诊断：①孕1产1，32周+1天已娩；②LSA/RSA；③心力衰竭；④甲状腺功能亢进性心脏病；⑤慢性高血压并发重度子痫前期；⑥双胎妊娠（双绒双羊）；⑦妊娠合并贫血；⑧低蛋白血症；⑨高龄初产妇；⑩早产；⑪早产活婴；⑫新生儿重度窒息（长男）；⑬新生儿轻度窒息（次男）；⑭小于胎龄儿（次男）；⑮亚临床甲状腺功能减退（次男）。

讨论与病例分析

肺动脉高压的临床病因繁多，通常需要仔细查找病因。同样，妊娠期合并肺动脉高压亦应遵循肺动脉高压规范查因路径，不应盲目诊断妊娠合并肺动脉高压患者为第1类肺动脉高压，更不应随意给予妊娠合并肺动脉高压患者肺动脉高压靶向药物治疗。

本例患者既往有高血压病史4年余，血压最高达140/95mmHg，未规律服药及治疗。患者首次入院后，经解痉、降压、输注白蛋白、利尿等子痫前期期待治疗后血压有所控制，但在蛋白尿流失并不显著的情况下全身水肿和低蛋白血症难以纠正。复查超声心动图显示全心增大更为显著，估测肺动脉收缩压高达81mmHg，其心功能损害、肺动脉高压的病因诊断尤为重要，不仅影响治疗方案的选择，更是决定能否继续妊娠的关键。该患者诊断思路有以下几个方面。①入院评估发现BNP、PASP轻度升高，结合既往病史、超声心动图、免疫全项已排除先天性心脏病、自身免疫性疾病相关肺动脉高压。②围生期心肌病多发生于妊娠晚期至产后数月内，应为首位鉴别诊断。本病例虽全心增大、左心室射血分数显著降低，但为孕中期发病，缺乏端坐呼吸、阵发性呼吸困难等典型心力衰竭表现，BNP升高不显著，故应在完善梅毒、甲状腺功能、血清病毒学等检查排除其他病因后再考虑此诊断的可能性。③高血压心脏病初始以左心室肥厚、舒张功能障碍为主,该患者高血压病史4年余、缺乏规范诊治,具有高危因素。但血压控制平稳后,超声心动图提示全心增大进行性加重,LVEF仍进一步减低,PASP进行性升高,与单纯高血压性心脏病临床特点不符。④甲状腺功能亢进性心脏病:根据甲状腺功能结果、高代谢症状、心脏扩大、肺动脉高压、心力衰竭表现及甲状腺功能亢进控制后肺动脉高压得以改善,均支持甲状腺功能亢进是引起该患者肺动脉高压的重要病因。

甲状腺疾病包括甲状腺功能亢进和甲状腺功能减退都可出现不同程度的肺动脉高压,在目前肺动脉高压诊治指南中,甲状腺疾病伴发肺动脉高压属于第5类,即未知原因和(或)多因素相关肺动脉高压。甲状腺疾病伴发肺动脉高压并不少见,文献报道甲状腺功能亢进合并肺动脉高压的发病率高于甲状腺功能减退合并肺动脉高压。

血循环甲状腺激素过多导致高代谢综合征被称为甲状腺毒症,妊娠期患病率约为1%,病因为Graves病或一过性甲状腺毒症。未控制的甲状腺毒症与流产、早产、妊娠期高血压疾病、心力衰竭、胎儿生长受限、死产等密切相关,并可影响新生儿甲状腺功能。本例患者早孕期甲状腺功能筛查提示FT_4、TPOAb显著升高,TSH降低,但未予以进一步诊治。孕中、晚期出现多汗、活动后气促、食欲增加等临床症状,易与妊娠期生理性改变相混淆,仍未引起患者及产检医生重视。妊娠早期雌激素、人绒毛膜促性腺激素(HCG)水平增高可引起TSH反应性下降,20%的女性甚至低于$0.01\mu IU/mL$。此时应动态监测,必要时需要完善TPOAb、TRAb、TGAb等甲状腺自身抗体筛查,及早发现甲状腺毒症并确定病因。TRAb滴度是Graves病活动期的重要指标,其水平升高也是新生儿甲状腺功能异常的重要预测指标。该患者孕25周+2天,血压显著升高伴新发蛋白尿可疑"慢性高血压并发子痫前期",收治入院时已出现明显的突眼征,甲状腺弥漫性肿大,内部血流呈"火海"征,甲状腺功能全项提示FT_3、FT_4显著升高,甲状腺相关抗体TPOAb、TGAb、TRAb均明显升高,基本符合Graves病诊断。入院后抗甲状腺药物治疗可使甲状腺功能出现快速好转趋势,但长期高水平甲状腺素刺激已使这位高龄、高血压、双胎妊娠孕妇全身多器官、系统发生了严重的病理生理改变,对心血管系统影响尤为显著。

甲状腺激素升高可导致外周血管阻力降低、心率加快、心排血量增加、肾素-血管紧张素-醛固酮系统(RAAS)被激活,总血容量增加;加之高龄、贫血、慢性高血压血管壁弹性差,这些病理生理变化可导致心脏前负荷增加,后负荷减少,每搏输出量增加;甲状腺素毒性作用还可通过改变细胞能量代谢,从而引起心肌损伤和舒缩功能障碍。这些持续的血流动力学改变会导致心脏重塑,若超出代偿能力,则可发生心室扩张,甚至射血分数降低心力衰竭。此外,本例患者高血压引发左心房压上升可导致肺静脉压力增加及肺小动脉收缩,肺动脉压力随右心室负荷的增加而升高,从而加重肺动脉高压。患者贫血、低蛋白血症及治疗期间输注白蛋白导致的容量升高,也在一定程度上增加了心脏负荷。患者自孕26周余开始多学科会诊,之后一直口服利尿剂,有效控制血容量并起到辅助降压作用。此外,还应关注利尿对电解质平衡、血液浓缩、羊水量等的影响。当患者甲状腺功能亢进、高血压、贫血、低蛋白血症等得以控制后,右心室负荷和肺动脉压可有一定程度改善。明确甲状腺功能亢进性心脏病诊断会给医生和患者带来进一步延长孕周的信心,但在期待治疗过程中出现血压波动、蛋白尿加重和胎儿生长发育迟缓均提示患者慢性高血压并发重度子痫前期病情加重,最终在孕32周+1天进行剖宫产终止妊娠,孕产妇安全度过围生期,将早产活婴转诊至新生儿科接受进一步诊治。

小　结

本例高龄、高血压、子痫前期、双胎妊娠女性,由于妊娠期甲状腺毒症未被及时诊治,高水平甲状腺激素长期毒性作用加重了心血管系统损害,不仅加速妊娠期高血压疾病进展,更是导致全心增大、肺动脉高压和心力衰竭的重要病因。对于妊娠早期出现的甲状腺功能异常,应积极完善甲状腺相关抗体检查以明确诊断。对于慢性高血压、多胎妊娠、妊娠剧吐、自身免疫性疾病、甲状腺结节、既往甲状腺手术史和口服抗甲状腺药物(ATD)治疗等高危因素的孕产妇,尤应加强甲状腺功能监测,以减少严重的母婴并发症,并改善围产结局。

肺动脉高压患者甲状腺疾病的发生率较高,建议所有肺动脉高压患者均应早期进行甲状腺结构与功能检查,尽早发现甲状腺功能异常或甲状腺抗体的存在,避免发生心力衰竭,改善患者预后。

对于甲状腺疾病引发的肺动脉高压,纠正甲状腺功能异常尤为重要。肺动脉压通常随着甲状腺功能恢复正常而下降,甚至可完全恢复正常。故早期诊断和干预甲状腺功能异常,患者预后相对较好。目前缺乏前列环素类似物、内皮素受体拮抗剂、5型磷酸二酯酶抑制剂等靶向药物在甲状腺疾病合并肺动脉高压的循证医学证据,故不推荐应用。

妊娠期合并肺动脉高压的病因有多种,高血压、甲状腺功能异常、贫血、低蛋白血症等是常见病因及诱因。不应盲目将妊娠合并肺动脉高压患者归为第1类肺动脉高压,更不推荐随意加用肺动脉高压靶向药物治疗。

参考文献

[1] 中国急性肺栓塞诊断和治疗指南(2015)[J].中华心血管杂志,2016,44(3):197-211.

[2] Konstantinides SV, Barco S, Lankeit M, et al. Management of Pulmonary Embolism: An Update[J]. *J Am Coll Cardiol*, 2016, 67(8):976-990.

[3] Michaud E, Pan M, Aggarwal V.Catheter-based therapies in acute and chronic pulmonary embolism[J]. *Curr Opin Cardiol*, 2021, 36(6):704-710.

[4] Marra AM, Benjamin N, Cittadin A, et al.When pulmonary hypertension complicates heart failure[J]. *Heart Failure Clin*, 2020, 16:53-60.

[5] 中华医学会呼吸病学分会肺栓塞与肺血管病学组,中国医师协会呼吸医师分会肺栓塞与肺血管病工作委员会,全国肺栓塞与肺血管病防治协作组,等.中国肺动脉高压诊断与治疗指南(2021版)[J]. 中华医学杂志,2021,101(1):11-51.

[6] 2022 ESC/ERS Guidelines for the diagnosis and treatment of pulmonary hypertension:Developed by the task force for the diagnosis and treatment of pulmonary hypertension of the European Society of Cardiology (ESC)and the European Respiratory Society (ERS);Endorsed by the International Society for Heart and Lung Transplantation (ISHLT) and the European Reference Network on rare respiratory diseases (ERN-LUNG).

[7] Johnson S, Sommer N, Cox-Flaherty K, et al.Pulmonary Hypertension: A Contemporary Review[J]. *Am J Respir Crit Care Med.*, 2023, 208(5):528-548.

[8] Mandras SA, Mehta HS, Vaidya A. Pulmonary Hypertension: A Brief Guide for Clinicians[J]. *Mayo Clin Proc*, 2020, 95(9):1978-1988.

[9] Park E, Safdar Z.Pulmonary Hypertension in Women[J]. *Methodist Debakey Cardiovasc J*, 2024, 20(2): 70-80.

[10] Virsinskaite R, Karia N, Kotecha T, et al.Pulmonary hypertension - the latest updates for physicians[J]. *Clin Med (Lond)*, 2023, 23(5):449-454.

[11] Mathai SC. Pulmonary Hypertension Associated with Connective Tissue Disease[J]. *Cardiol Clin.*, 2022, 40(1):29-43.

[12] Olsson KM, Corte TJ, Kamp JC, et al. Pulmonary hypertension associated with lung disease: new insights into pathomechanisms, diagnosis, and management[J]. *Lancet Respir Med*, 2023, 11(9):820-835.

[13] Ahmad K, Khangoora V, Nathan SD.Lung Disease-Related Pulmonary Hypertension[J]. *Cardiol Clin*, 2022,40(1):77-88.

[14] Adler J, Gerhardt F, Wissmüller M, et al.Pulmonary hypertension associated with left-sided heart failure[J]. *Curr Opin Cardiol*,2020,35(6):610-619.

[15] Labrada L, Vaidy A, Vaidya A.Right ventricular assessment in pulmonary hypertension[J]. *Curr Opin Pulm Med*,2023,29(5):348-354.

[16] Provencher S, Mai V, Bonnet S.Managing Pulmonary Arterial Hypertension With Cardiopulmonary Comorbidities[J]. *Chest*,2024,165(3):682-691.

[17] Chin KM, Santiago-Munoz P.Pregnancy and Congenital Heart Disease-Associated Pulmonary Hypertension: Are Outcomes Improving?[J]. *Circulation*,2023,147(7):562-564.

[18] Goldstein SA, Krasuski RA.Pulmonary Hypertension in Adults with Congenital Heart Disease[J]. *Cardiol Clin*,2022,40(1):55-67.

[19] Arvanitaki A, Gatzoulis MA, Opotowsky AR, et al.Eisenmenger Syndrome: JACC State-of-the-Art Review[J]. *J Am Coll Cardiol*,2022,79(12):1183-1198.

[20] Remy-Jardin M, Hutt A, Remy J.Chronic Thromboembolic Pulmonary Disease and Chronic Thromboembolic Pulmonary Hypertension[J]. *Semin Respir Crit Care Med*,2022,43(6):936-945.

[21] Hirakawa K, Yamamoto E, Takashio S, et al.Balloon pulmonary angioplasty in chronic thromboembolic pulmonary hypertension[J]. *Cardiovasc Interv Ther*,2022,37(1):60-65.

[22]《妊娠和产后甲状腺疾病诊治指南》(第2版)编撰委员会,中华医学会内分泌学分会,中华医学会围产医学分会.妊娠和产后甲状腺疾病诊治指南(第2版)[J].中华内分泌代谢杂志,2019,35(8):636-665.

[23] 中国医师协会心力衰竭专业委员会,国家心血管病专家委员会心力衰竭专业委员会,中华心力衰竭和心肌病杂志编委会.围生期心肌病诊断和治疗中国专家共识2021[J].中华心力衰竭和心肌病杂志,2021,5(1):3-16.

[24] Khan Rafay, Sikanderkhel Saad, Gui Junhong et al. Thyroid and Cardiovascular Disease: A Focused Review on the Impact of Hyperthyroidism in Heart Failure[J] .*Cardiol Res*, 2020, 11:68-75.

索　引

致　谢

在本书完成之际，回顾过往工作，最想要表达的就是"感谢之意"！

十分感谢我国肺血管疾病学术带头人和元老程显声教授，国内著名肺血管疾病资深专家柳志红教授、熊长明教授、荆志成教授等多位专家多年来对我们中心工作和学术方面的指导与支持，使我们中心肺血管疾病的诊治水平有了明显提升。

衷心感谢我院心血管病中心主任（原天津心脏病学研究所所长、心脏科主任）李广平教授、心脏科老主任张承宗教授，以及天津心脏病学研究所所长、心脏科主任刘彤教授对我工作、学习及研究方面的指导和帮助，他们不仅在临床实践中引领及帮助我顺利开展工作，还在本书开题、写作及修改过程中给予耐心和悉心教导，因此我才得以最终顺利完成书稿。

同时也要感谢天津医科大学第二医院心脏科及医院各兄弟科室的老师们，在我们中心的肺血管疾病多学科（MDT）诊治工作中，给予了很大帮助。

最后要感谢朝夕相处、共同工作的同事们在工作中和病例收集及整理工作中提供的巨大协助和便利，也愿这本病例集能够为肺血管病的诊治有所助力，更期待本书能够再版。

恳请同道不吝赐教，书中的瑕疵在所难免，敬请各位批评指正。

周虹

2024年6月

共同交流探讨
提升专业能力

▪▪▪ **智能阅读向导为你严选以下专属服务** ▪▪▪

【推荐书单】 专业好书推荐，助你精进专业知识。

【读者社群】 与书友分享阅读心得，交流专业知识与经验。

【医学资讯】 线上阅读医学资讯，把握最新行业动态。

操作步骤指南

微信扫码直接使用资源，无须额外下载任何软件。如需重复使用可再扫码，或将需要多次使用的资源、工具、服务等添加到微信"收藏"功能。

扫码添加
智能阅读向导